産む産まないは女の権利か

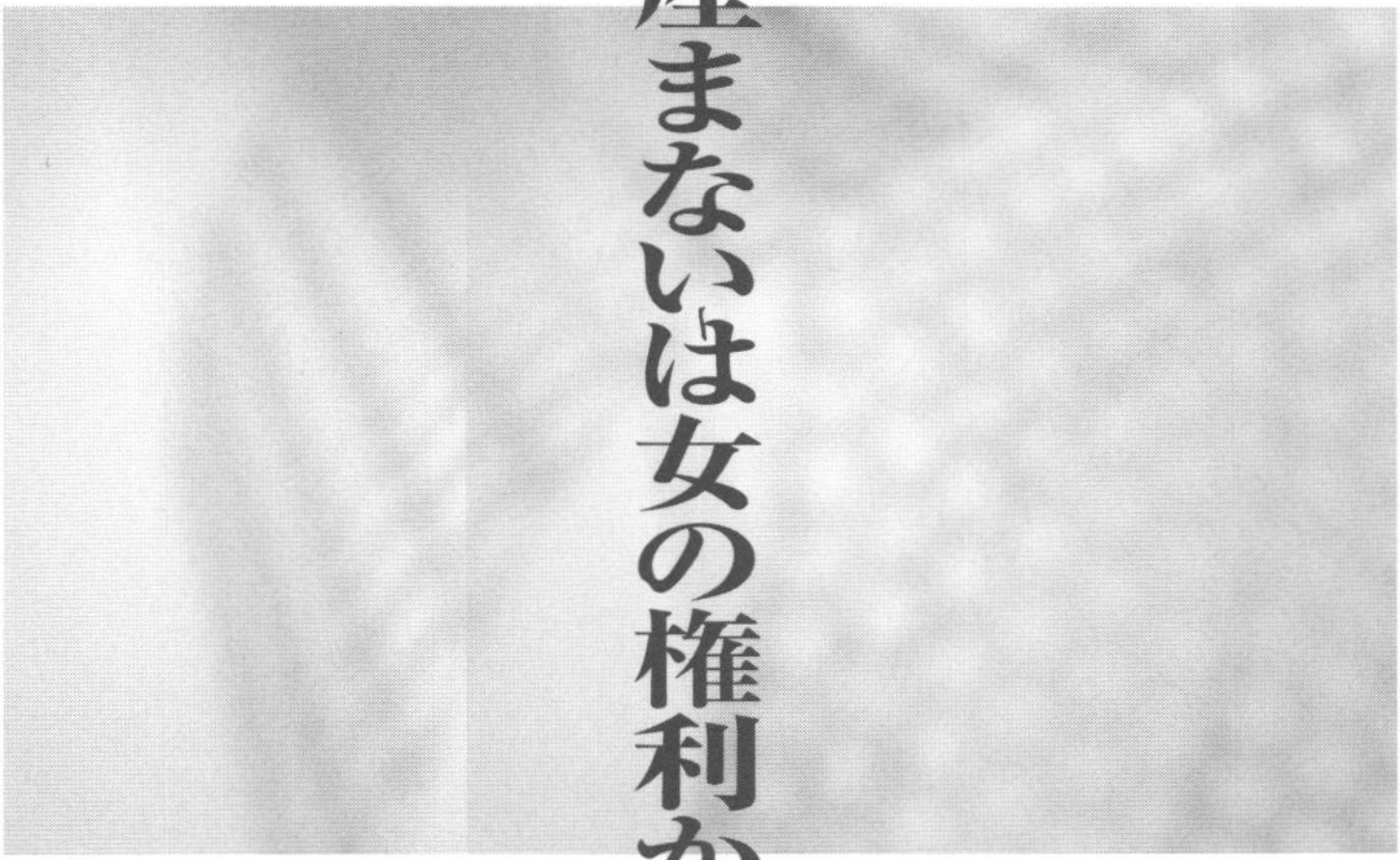

フェミニズムとリベラリズム

山根純佳

勁草書房

はしがき

中絶の自由の獲得は、フェミニズムの主要な論点である。堕胎罪として具体化された国家による女性身体への干渉を撤廃することは、女性の性的従属からの解放の第一歩であった。「女の体は女のもの」「産む産まないは女が決める」。これらの主張に説得力を与えるためにフェミニズムが採用したのが、リベラリズムの「権利」の概念であった。自由と平等、個人の権利の尊重を説くリベラリズムの理念を味方に、フェミニズムは自らの要求を実現させてきたのである。

一方でこの「権利」の主張は、胎児という存在に向けられるとき、急速にその説得力を失うことになる。「自己」と「他者」の明確な区別を前提に構成されているリベラリズムの枠組みにおいて、中絶は女性「個人」の「所有権」や「プライバシー権」として擁護されることになる。このような女性の権利が尊重されるのだとすれば、胎児は女性の所有物に還元されざるをえない。それゆえモラル上の観点から中絶を問題視する側は、胎児の「生命権」や「人格」を主張することで女性の権利に何らかの制約を加えようとしてきた。胎児は女性の「所有物」なのか、それとも別個の「権利主体」なのか。胎児が権利主体であるとしたら、女性の権利と胎児の権利の衝突はいかに調停されるべきなのか。中絶の権利の承認と、胎児の生命に対する配慮は両立できるのか。フェミニズムの中絶の権利の主張は、これらの難問の前で立ちすくんでいる。

では中絶の自由を要求するフェミニズムの思想とは、胎児を所有物とみなし胎児の生命を軽視する思想なのだろうか、というと、フェミニストたちは中絶をめぐって単に「権利」だけを主張してきたわけではない。フェミニストたちは胎児に人格を付与し中絶を制限することを批判してきたが、胎児の生命のもつ意味やひとつの生命を終わらせる中絶の葛藤についても論じてきた。しかし胎児を人格か所有物かとしてしか論じることのできないリベラリズムの「権利」をめぐる議論において、これらの思想が十分に言語化される居場所はなかった。それゆえフェミニストは、中絶の自由を論じるのにリベラリズムの概念に依拠しなければならないことに対する違和感やいらだちをも表明してきた。

ところが、リベラリズムのどこに問題があるのかというと、これまでフェミニズムの議論のなかでこの点が明確にされてきたとはいえない。これを言語化しようとしたのが本書の試みである。

本書がたてた問いは単純なものである。フェミニストが主張する〈私の身体は私のもの〉とはリベラリズムの身体の自己所有の概念と同じなのだろうか。〈産む産まないは女《わたし》が決める〉とは、リベラリズムのプライバシー権の承認を意味しているのだろうか。本書ではこれらを明らかにするために、リベラリズム、フェミニズムそれぞれの議論の特徴を浮かび上がらせることを試みた。

リベラリズムにおいて、胎児は「私の身体」の所有物か「私の身体」と別個の権利主体かどちらかでしかありえない。しかし、フェミニズムの言説において妊娠・中絶をめぐって語られる「私の身体」とは、胎児と明確な境界を前提とした「私の身体」ではない。そのような身体観のもとでは、人格でも所有物にも還元できない胎児の地位や生命の価値が語られている。

またリベラリズムにおいて「権利」内では、他者と区別される個人の幸福の追求が容認される。一方でフェミニストは母親は自己利益だけなく、胎児への責任や養育責任をも考慮しており、ゆえに中絶をめぐって葛藤していると語る。このような母親が担わざるをえない責任は、再生産責任の女性への割り当てとしてフェミニズムが抵抗してきたものでもあるのだが、中絶の「権利」の主張からは、これらの問題も抜け落ちていく。このように、フェミニズムの言説において中絶をめぐって語られる「私の身体」や「私」のあり方とは、リベラリズムが権利の帰属先として想定する「身体」や「自己」とは根本的に異なる。フェミニストがリベラリズムに対して表明してきた「いらだち」の理由はここにあったのだ。

中絶の自由の要求は、胎児の生命の価値を否定するものでもなければ、女性の身勝手な生き方を称揚するものでもない。しかし、リベラリズムの言語のもとでは中絶とは女性が胎児を処分する権利と解されてしまったのである。

フェミニズムが中絶の自由を正当化するために唯一獲得できた言語が、リベラリズムだった。その意味では、リベラリズムはフェミニズムにとって必要な思想だったといえよう。しかし、フェミ

ニズムが自らの思想とリベラリズムとの差違を明確にし、リベラリズムを批判的に相対化すること
なくしては、フェミニズムの深化はのぞめないだろう。本書が、そのような試みのひとつになれば
幸いである。

産む産まないは女の権利か／目次

目次

序章　産む産まない権利とリプロダクティブ・フリーダム

1　中絶の権利の諸問題

産む産まないは女の権利。これは、堕胎罪の撤廃と中絶の合法化を求めてフェミニズムが掲げてきたスローガンである。現在、中絶の権利をも含めた「性と生殖をめぐる自由／リプロダクティブ・フリーダム」は、基本的人権のひとつとして広く承認されつつある。中絶の合法化は、フェミニズムのもたらした社会変革のなかでもきわめて重要な成果のひとつであろう。

ではたして、産む産まないは女の「権利」か、とこのような問いをたてることは、何を意味しているのか。

この問いによって本書がこれから対峙しようとしているのは、リベラリズムという思想、そして、リベラリズムにおける「権利」という概念である。

自由、平等を基本理念に、法的権利によって公正な社会の実現を企図するリベラリズムは、近代社会の基礎を支えてきた思想である。そして近代とともに開花したフェミニズム運動に政治的言語を与えてきたのも、リベラリズムであった。公的領域における女性の権利獲得をめざした第一波フェミニズムの時代から、フェミニズム思想がさまざまに分化している現在においても、法の下での男女平等というリベラル・フェミニズムの主張は、女性解放のプロジェクトに不可欠なものでありつづけている。またリベラリズムも、フェミニズムの提起した諸問題の解決を自らの課題として引き受けながら、普遍理論としての深化を試みている。その意味でリベラリズムとフェミニズムは、距離をとりながらも互いに必要としあう関係にあるといえる。

そして中絶の権利は、フェミニズムとリベラリズムの言語が重なり合った地点で、実現されてきたものである。フェミニズムが〈私の身体は私のもの〉〈産む産まないは女《わたし》が決める〉という主張で訴えてきたのは、生殖や身体を他者に干渉、支配させない、という女性の個人としての自由の獲得であった。そしてこの主張は、社会全体の利益を理由に個人を犠牲にする功利主義思想や国家権力の危険性を直視し、個人の自由の意義を論じてきたリベラリズムの思想と符合した。

欧米各国で中絶が合法化されたのは、イギリス一九六八年、アメリカ一九七三年、フランス一九七五年である。日本は例外的に、一九四八年の優生保護法の制定によって堕胎罪が空文化され、中絶は実質的に合法化されていた(1)。その意味で中絶の権利獲得のために闘わなければならなかった諸外国の女性たちに比べ、日本の女性たちは中絶の自由の恩恵を十分に味わってきたのは事実である。それゆえ「日本の女の間には、産む、産まないにかんして自己決定権をもつことは女の基本的人権であるという意識は育ちにくかった」（荻野［1991：133］）ともされる。

しかし、これは日本において中絶の自由が無条件に守られてきたことを意味するわけではない。戦後、優生保護法の経済条項の削除の要求など中絶を制限しようとする動きはたびたび起こったが、それらが阻止されてきたのはウーマン・リブを中心としたフェミニズム運動の努力があったからである。その意味で日本のフェミニストは優生保護法改悪反対運動をとおしてリプロダクティブ・フリーダムの思想を鍛え上げてきたのであり、そのとき必要とされたのが「産む産まないは女の権利」というスローガンであった。

一方で中絶の権利は、手放しでその正当性を承認されているわけではない。中絶の「権利」の主張に対しては、「胎児の生命の尊重」という観点からつねに批判が向けられている。アメリカでは、胎児の生命の尊重を掲げるプロ・ライフ派と、中絶の自由を求めるプロ・チョイス派の間で激しい政治的対立がうみだされている。法学においては、胎児の「権利」と女性の「権利」、二つの権利が衝突する中絶は、解決困難な問題（ハード・ケース）として扱われてきた。「女性の権利」の主張は、「胎児の権利」と対立している、対立せざるをえないものとして、解釈されている。

しかしここで見過ごしてはならないのは、このような対立図式が生じたことは、フェミニズムにとっては意図しない結果だ、ということである。そもそもフェミニズムの中絶の権利要求の宛名は、国家の堕胎罪の規定や、女性に子を産むことを強要する家父長制であった。フェミニストは「女性の生殖や身体に国家が介入するな」、「母性を押しつけるな」と主張するために、〈私の身体は私のもの〉〈産む産まないは女《わたし》が決める〉という自己決定の要求をおこなってきたのである。ところが、女性の「権利」として中絶の自由を要求することは、すなわち「中絶の道徳的問題を考慮しない」立場、もしくは「胎児は女性の所有物だから中絶は正当だ」という個人主義的見解に立つことと同一視される。家父長制への抵抗の拠点として要求された中絶の「権利」が、胎児の「権利」と対立させられるというねじれのもとで、フェミニズムが自らの主張の正当性を担保することは非常に困難になっている。女性か胎児かという論争を超えて、フェミニズムの主張を救い出すこと、すなわちリプロダクティブ・フリーダムの意義を明確にすることは、今日のフェミニズムにとって重要な課題である(2)。

本書では、リプロダクティブ・フリーダムを支持する立場から、リベラリズムの中絶の権利に対する批判的検討をおこないたい。自由と権利は互換的に用いられるのだから、これは冗長な問いではないか、という反論もでてくるかもしれない。しかしここで検討の対象とするのは、リベラリズムにおける権利概念であり、権利が帰属する主体とされる「個人」(自己)をめぐるリベラリズムの諸前提である。以下では、リベラリズムの権利を問題含みの概念として扱うために、リベラリズムにおける権利をカギ括弧つきの「権利」と表記することにしたい。

では、リプロダクティブ・フリーダム、そしてリベラリズムの中絶の「権利」とは具体的にどのように概念化されているのだろうか。

「リプロダクティブ・フリーダム」ならびに「リプロダクティブ・ヘルス／ライツ」が含意しているのは「身体的、精神的、社会的に良好な状態」で「安全で満足な性生活を営めること、子どもを産むか産まないか、いつ産むか、何人産むかを決める自由をもつこと」である。ここには、産まない自由だけではなく産む自由も含まれるのであり、女性が自らの性と生殖について自己決定できる社会状況の整備を要請するものである。これらは、胎児が「他者」であるとか「所有物」であるとか、「中絶が道徳的に正当だ」という主張には直接には結びつかない。

他方リベラリズムにおいて、中絶は身体への「自己所有権」や「プライバシー権」として、正当化されてきた。この「権利」概念の前提にある「個人」とは、「他者」と明確に区別された各々独自の生き方や利益を追求する存在であり、また「身体」とは個人が所有するものであり、個人の自由を可能にするための起点として考えられている。「権利」とは、このような個人の選択の自由や身体の不可侵性を保障するための砦として要請されるものだとされる。それゆえ中絶をこのようなパラダイムの上に置くと、「産む・産まない女の権利」とは、女性が「自己の身体」を制御する権利、または「自己の利益」を追求する権利ということになる。(3) ここから、中絶の「権利」とは、女性という「自己」が、「胎児」に対して行使する権利、という解釈がうまれる。

しかし、ひとつの身体にふたつの生命が存在する妊娠とは、「自己」と「他者」との境界がもっとも確定しにくい現象である。どこからが「自己」または「自己の利益」で、どこからが「他者」なのか。どこからが「私の身体」で、どこが「私の身体」ではないものなのか。このような現象を別個独立の「個人」を前提としたリベラリズムの概念の枠内に位置づけることは妥当なのか。そもそも中絶の自由を語るのに、リベラリズムの概念に依拠したこと自体、無理があったのではないか、という疑念が生じる。

このような観点から、これまで中絶を擁護するフェミニストたちによって、「権利」の概念およびリベラリズムに対して批判が投げかけられてきた。リベラリズムの「権利」概念は妊娠や中絶を論じるのには不適切である、と。つまり、フェミニズムの主張するリプロダクティブ・フリーダムの思想は、リベラリズムの「権利」では適切に擁護することはできないのではないか、このような疑念はフェミニズム内部にくすぶっている。しかしフェミニズムが「権利」概念を手放すことは、自らの政治的言語の喪失を意味することにつながるのであり、そのような批判の声はフェミニズムの主流にはなりえていない。

では一体、中絶問題をめぐってフェミニズムはリベラリズムの「権利」のいかなる点に異議を申し立ててきたのか。本書では、リベラリズムにおいて中絶の「権利」がどのようなロジックで正当化されているのかを念頭においたうえで、これまで陰に隠れてきた「権利」概念へのフェミニズムの異議申し立てがリベラリズムの中絶の「権利」のどのような点を批判しているのか明らかにしてみたい。

さらにリベラリズムにおいても、「権利」の限界を踏まえたうえで、中絶の権利を再定位する試みがなされており、それらは従来のフェミニズムの異議申し立てに対する、リベラリズムからの解答として位置づけることができる。このような試みとして、フェミニスト法哲学者のドゥルシラ・コーネル（Cornell［1995］）やロナルド・ドゥオーキン（Dworkin［1993］）などの議論があげられる。これら修正されたリベラリズムの理論家たちが、「権利」概念に向けられた「異議申し立て」をいかに受け止め、従来の「権利」概念の限界を乗り越えようとしているのか。そしてそれらは、リベラリズムの中絶の「権利」への批判を乗り越えることに成功しているのか否か、検討してみたい。

以上の作業をとおして、リベラリズムの中絶の「権利」はリプロダクティブ・フリーダムの思想を、適切に概念化しうるのか否か、一定の解答が得られるだろう。またこの作業は、中絶を切り口に、フェミニズムとリベラリズムの関係を問い直し、リベラリズムというパラダイムの意義と限界を検証するものになると考えている。

2　リプロダクティブ・フリーダムと中絶の「権利」

一方で本書の試みは、「リプロダクティブ・フリーダムの望ましいあり方を探求する」という実践的な関心にも突き動かされている。ここでは本書の課題と、現在日本において中絶をめぐって争われているいくつかの課題との関連づけをはかってみたい。

上述したように日本では、戦後まもなくから中絶が実質的に合法化されてきた。一九九六年には、「優生上の見地から不良な思想の出生を防止するとともに、母性の生命健康を保護する」（一条）ことを目的とした悪名高き「優生保護法」が、「母体保護法」に改正された。この改正には、一九九四年の国際人口・開発会議（カイロ会議）において、リプロダクティブ・ヘルス／ライツ（性と生殖に関する健康／権利）が公認されたことや政府の精神障害者政策の転換などが影響しているといわれている（松原［2002：36］）。

優生保護法の改正自体は大きな進展であるが、この改正は短期間に十分な議論がなされないままおこなわれており、女性のリプロダクティブ・フリーダムという観点が十分にとりこまれたとはいえない。(4) もっとも大きな問題は、中絶が未だ刑法上犯罪でありつづけていることである。刑法第二一二条に堕胎罪は存続させながら、母体保護法に定める中絶の要件を満たしている場合に限って中絶手術を受けることができるというのが、日本における中絶の自由の法的要件である。(5)(6) さらに、堕胎罪においては、処罰の対象は女性と実際に中絶に関与した者だけで、妊娠させた男性は責任を問われないという問題もある。リプロダクティブ・フリーダムの実現のために、中絶は法的にどのように位置づけられるべきなのか、今後慎重に検討される必要がある。

これらの問題をめぐって本書で考えたいのは、以下の二点である。第一に、堕胎罪の存否をめぐる問題である。堕胎罪は「妊婦の身体・生命」と同時に「胎児の生命」を保護法益にしている。しかし法が「胎児の生命」を保護するということは、胎児を孕んだ女性にとって何を意味しているのか。「胎児」に与えられたこのような法的地位をどうとらえるべきなのか。そして、はたして中絶は法で裁かれるべき「罪」なのだろうか。

第二に、生命の質を選択する出生前診断の是非をめぐる問題があげられる。優生保護法が改正されたことは、優生学的事由にもとづいた中絶がなくなったことを意味しない。母体保護法のもとで選択的中絶がおこなわれているのである。さらに、胎児の疾患を中絶の理由にする、いわゆる胎児条項の導入を企図する動きも絶えない。(7) これら生命の質の選択の問題を直視したとき、リプロダクティブ・フリーダムはいかに位置づけられるべきであろうか。

産まない権利は、障害者を抹殺する権利なのか。(8) これは、日本では一九七〇年代に、優生保護法改悪をめぐって障害者運動とフェミニズムとの間で起きた論争において争点になった問題である。この論争では、障害を理由にした中絶を認める「胎児条項」に反対するという点では、障害者運動とフェミニズムの見解は一致した。しかしこのときフェミニズムは、障害者が生きにくい社会の構造を問題化しながらも、「産む産まないは女の権利」にこだわり続ける限り選択的中絶をも否定できない、というジレンマに直面した。

また荻野美穂はアメリカの中絶論争に関して、中絶擁護派が出生前診断後の選別中絶に関してあくまでも中絶の「権利」という言説に固執すれば「今後中絶反対派によって、たとえば障害者運動とフェミニズムとを対立的に対置させ、中絶規制についての世論操作を自派に有利に展開していくための材料として利用される可能性も否定できない」（荻野［2001：269］）と指摘するが、これは日本においても同様にあてはまるだろう。フェミニズムの立場から、選択的中絶の倫理的問題性について検討していくことは、リプロダクティブ・フリーダムの実現のために重要な課題といえる。生命の質の選択をどうとらえるべきなのか。胚や胎児は道徳上どのような存在として扱われるべきなのか(9)。本書は選択的中絶を主題とするものではないが、こうした問題についても可能な範囲で触れていきたい。

以上の検討は、リプロダクティブ・フリーダムの概念を精緻化し、より説得力のあるかたちで再定位するために不可欠なものであろう。中絶の「権利」をめぐる論争を梃子に、これらの問題に対して一定の見解を提示していきたいと考えている。

＊　＊　＊

本書の構成と概念について、何点か説明しておきたい。本書の構成は以下のとおりである。まずⅠでは、日本においてリベラリズムとフェミニズムという二つのディシプリンを代表する論者の間でおこなわれた論争として、法哲学者・井上達夫と社会学者・加藤秀一の論争をとりあげる。欧米の法哲学に通暁した井上は日本においてリベラリズムを主唱する理論家である。中絶の「権利」をめぐるリベラリズムとフェミニズムの言説がどのような位置関係にあるのか、両者の議論から読みとっていきたい。

つづくⅡ（第二章、第三章、第四章）、Ⅲ（第五章、第六章、第七章）では、それぞれリベラリズムにおいて中絶権の根拠とされてきた「身体を所有する権利」（Ⅱ）、「プライバシー権」（Ⅲ）を主題とする。Ⅱ、Ⅲそれぞれでまず、リベラリズムにおいて中絶の自由がどのようなロジックで正当化されているのか、またフェミニズムはリベラリズムをどのように批判してきたのかを明確にし、その批判の意義を検討する。そして、フェミニズムの批判に対するリベラリズムの応答と位置づけられるリベラリズムの議論をとりあげ、その有効性を検討する。

第二章では、「身体を所有する権利」を主張するリバタリアンの議論、身体を所有する権利として中絶の「権利」を擁護する生命倫理学の諸議論を検討し、生命倫理学の諸議論に向けられたフェミニストの批判をとりあげる。第三章では、「身体を所有する権利」を批判したうえで中絶権を平等権として再定義するフェミニズム法哲学者ドゥルシラ・コーネルの議論を検討する。第四章では、所有権概念やコーネルの議論の限界を、リベラリズムが前提にしてきた「身体」概念にあることを指摘し、新たな「身体」概念の構築の必要性を論じる。

第五章では、「プライバシー権」を基礎づけているリベラリズムの公私の分離原則をジョン・ロールズ（Rawls［1971］）やロナルド・ドゥオーキン（Dworkin［1977］）の議論を参照し、プライバシー権としての中絶の「権利」の射程を明らかにしたうえで、フェミニズムによるプライバシー権批判を検討する。第六章では、フェミニストのプライバシー権批判の根拠として言及されるキャロル・ギリガン（Gilligan［1982=1986］）の「ケアの倫理」をめぐる議論をとりあげる。第七章では、以上のようなフェミニズムの批判に応答したものとして、ドゥオーキンの『ライフズ・ドミニオン』（Dworkin［1993=1998］）を検討する。

終章ではリベラリズムとは異なる思想として、フェミニズムのリプロダクティブ・フリーダムを言語化する作業をおこなう。ここでは、フェミニズムが胎児の「生命」についてどのような見解を示してきたのか、日本のフェミニストの議論をもとに考察する。

次に概念について二点、触れておきたい。本書では、「権利」を基底に社会を構想する理論を広く「リベラリズム」と定義する。リベラリズムは、平等主義的なリベラリズムと自由尊重主義・リバタリアニズムに分けられるが、本書ではリバタリアニズムも権利基底的という点で、「リベラリズム」のひとつとして位置づけている。ただし、Ⅱ部第二章ではリバタリアニズムの「権利」、Ⅲ部第五章ではリベラリズムの「権利」に焦点をあてており、両者の「権利」の内容は厳密には異なるので、本文のなかでは「リバタリアニズム」と「リベラリズム」の概念を区別して使用している。

また本書では「身体を所有する権利」と「プライバシー権」を区別するが、これには「身体を所有する権利」は、「プライバシー権」のひとつだという反論がなされるかもしれない。しかし、プライバシー権は必ずしも身体を所有する権利を含意するわけではない。よって、「プライバシー権」と「身体を所有する権利」を異なるものとして位置づけることにした。

産む・産まないは女の「権利」か。この問いは、以下のように言い換えられるだろう。フェミニズムの主張するリプロダクティブ・フリーダムの要求は、リベラリズムにおける「権利」概念で適切に正当化されるのか。リプロダクティブ・フリーダムは、リベラリズムによって擁護されるべきなのか。ひいては「リベラリズムという社会構想の中に、すでに女性問題を解決しうる社会構想が充分に含まれている」のかどうか（江原［1995：11-12］）。そしてもしリベラリズムがフェミニズムにとって有効でないとすれば――それが私の立場なのであるが――、リベラリズムにどのような修正を迫るべきなのか、考えてみたい。

（1）　優生保護法は一九九六年に、優生学的適応事由が憲法の平等原理と調和しないという理由で削除され「母体保護法」に改正された。優生保護法の歴史と批判的分析は、石井［1982］松原［1998］を参照。

（2）　アメリカの中絶論争の歴史を丹念にひもといた荻野は、中絶擁護派と中絶反対派の対立という隘路を切り開いていくためには、「個人」や「権利」などアメリカ的価値の見直しが必要であると指摘する（荻野［2001：281］）。しかしこれは決してアメリカの特殊事情として看過できる問題ではない。次章でみるように、欧米発の道徳哲学や倫理学を受容してきたわが国においても、中絶の「権利」をめぐる議論の混迷状況は生じている。

（3）　「利益」という概念に何を含むかは厳密に議論される必要があるが、本書では単純に個人の幸福を指すものとして使用している。

（4）　改正に際しては、女性のリプロダクティブ・ヘルス／ライツの観点から改正後の法およびそのあり方をさらに検討するという趣旨の附帯決議がついている（「優生保護法の一部を改正する法律案に対する附帯決議」（平成八年六月一七日））。

（5）　母体保護法が認めている中絶の要件は①「妊娠の継続又は分娩が身体的又は経済的な理由により母体の健康を著しく害するおそれがあるもの」②「暴行若しくは脅迫によって又は抵抗若しくは拒絶することができない間に姦淫されて妊娠したもの」（第一四条第一項）である。二〇〇一年の統計では九九・九％が、①の母体の健康を理由として行なわれている（石井［2003：175］）。また現在人工妊娠中絶は、「胎児が母体外において生命を保続することのできない時期」までおこなうことができるとされているが、その時期は、法律ではなく、厚生事務次官通知によって「通常妊娠満二十二週未満」とされている。胎児の独立生存可能性時期は、未熟児医療の発達にともない、短くなってきている（ibid：175–176）。

（6）　さらに日本においては、配偶者の許可が中絶の条件とされている。アメリカをはじめ諸外国においては夫の同意は要件とされていない。この要件に関しては、夫と妻の意見が対立した場合、深刻な問題が生じる可能性があると指摘されている（石井［2003：177］）。

（7）　具体的には、一九九七年に設置された厚生科学審議会先端医療技術評価部会などで議題にあがっている。

（8）　障害者運動と女性運動の論争の経緯については大橋［1986］米津［2002］参照。選択的中絶と「産む産まない権利」に対する批判的検討は、立岩（［1997］第9章「正しい優生学とつきあう」）を参照。

（9）　胎児や胚の倫理的問題をめぐっては、近年不妊治療にともなう多胎妊娠における減数手術の問題が浮上している。体外受精の成功率を上げるために、複数の受精卵を母体に戻す場合や、排卵誘発剤の使用によって引き起こされている問題である。母体の健康の維持という観点から、こうした措置を「禁止」することはできないが、胚、胎児の処遇のあり方、道徳的価値をめぐって問われるべき点は多い。

I　フェミニズムとリベラリズムの相克

第一章　井上達夫・加藤秀一の論争

1　中絶は権利葛藤問題か

中絶の「権利」をめぐって、リベラリズムとフェミニズムの間でどのような対立が存在するのか。この点に関しては、リベラリズム理論家、法哲学者の井上達夫と社会学者の加藤秀一の間でおこなわれた論争において、すでにいくつかの論点が出されている。本書の試みは、多分にこの論争に触発されており、この論争の先に進むことを私は自らの課題として引き受けている。よって本章では、この両者の議論を踏み台に、本書の課題を明示化する作業をおこなっていきたい。また、本論争については、この論争が収録されている『生殖技術とジェンダー』(1996)の編者の江原由美子によってすでに詳細な解説がなされているが（江原［1996］）、ここでは両者の議論を受けて江原が提示している論点も踏まえ、中絶の「権利」をめぐる争点を浮き彫りにしていきたい。

　この論争は、『メタ・バイオエシックス——生命科学と法哲学の対話』（長尾・米本［1987］）に収録された井上の論文「人間・生命・倫理」に端を発する。井上は、道徳的問題として中絶を問うなかで「胎児の生命権」の意義を積極的に主張する。一方加藤は、フェミニズムへの深い理解を示し、「女性の自己決定権の擁護」と表した論文のなかで井上の議論に反論を加えていく。この論争は、加藤の批判を受けての井上の応答と反論、それに対する加藤の再反論、計四つの論文にわたって繰り広げられる。編者の江原によれば、中絶の道徳性を主題に据える法学者と、フェミニスト的立場をとる社会学者の間で展開されたこの論争は、日本において「真正面から『胎児の人権』と『女性の人権』を問題の争点として論争した数少ない論争の一つ」（江原［1996：313］）であるとされる。

　しかし私がこの論争に注目するのは、リベラリズムに依拠した法学とフェミニズムというディシプリン間の齟齬がこの論争でみごとに露わになっているからである。この論争で加藤は、単に「胎児の権利」に対立する「女性の権利」を主張するのではない。「堕胎の道徳性の問題を、女性の自己決定権と胎児の生命権との間の『道徳的葛藤（moral dilemma）』として捉える」（井上［1996：83］）井上の立論[(1)]、すなわち「『胎児の生命権』と『女性の自己決定権』の相克という問題構制」（加藤［1996：121］）そのものに異議を唱えているのである。両者の議論はしばしば混迷し読者にはわかりづらいものであるのだが、最終的に当事者の加藤も、井上の議論に対し「拙稿が提示した問題を完全に無視し…したがって、拙稿に対する反論としてはほとんど見るべきものがない」（加藤［1996：

125]）と、歯がゆさと落胆を示し終わる。この「すれ違い」からわれわれが学ぶべきものは何であるのか、両者の主張を追いながら、考えてみたい(2)。

「胎児の生命権」

井上の論文は、戦後届けられているだけでも一千万件に達する中絶とナチスの六〇〇万人のユダヤ人虐殺との類比というショッキングな書き出しから始まる。

大量中絶の道徳的正当化可能性が承認されるならば、ユダヤ人大量虐殺がいかなる意味においても道徳的に正当化不可能であるという主張は、単なる真理性にとどまらない公理的自明性をはたして標榜しうるだろうか（井上［1987］［1996：5]）。

井上は、「胎児とユダヤ人との間には道徳的に決定的な差異が存在する」のだとしたら、それを支持する論拠の提示が必要である（ibid：5）という立場から、従来の中絶の道徳性をめぐる議論に検討を加えていく。井上が批判の対象とするのは、井上が「線引き論」と呼ぶ一連の議論である。「線引き論」とは井上によれば、英米圏の生命倫理学においてしばしば中絶の道徳的正当性の論拠として持ち出される「受精後胎児が一定の発達段階に達するまで堕胎が許されるが、それ以後は許されない」という立場である。井上はこの線引き論に対し、「なぜ線を引かなければならないのか」

「そもそも線を引くことは可能か」と疑問をなげかけ（ibid：8）、「線引きの可能性・不可能性に依存しない仕方で堕胎問題を考察する可能性が検討される必要がある」（ibid：17）とする。

そこで井上は胎児の「生命権」をめぐる議論をいくつか検討する。まず、胎児に生命権はないとする議論をとりあげ、以下のように批判する。これらは生命権の資格を正当化要求能力や自己意識の保持に求めるが、これらの要件は胎児の生命権を否定する十分な理由とはなっていないことから、胎児に権利を承認することは可能である（ibid：17–20）(3)。

次に井上は、胎児に生命権を認めたうえでも中絶を正当化しうるとするジュディス・トムソン(4)の議論をとりあげ、批判的留保を置きながらも、トムソンの議論からは以下のような教訓を引き出せるとする（ibid：23）。

堕胎の道徳性の問題にとって線引き論は必ずしも決定的ではない。堕胎問題を辺境的存在者（「彼ら」）と中心的存在者（「我ら」）との道徳的格付けの問題としてではなく、中心的存在者の間で成立する生命権の限界の問題として考察することが可能である。この場合、堕胎問題は通常の道徳原則に対して特殊問題ではあっても例外問題ではない（ibid：22）。

以上の論証から井上は「線引き論」のオルタナティブとして、「胎児を『われらの一員』とみなしたうえで、生命権の名による犠牲要求の限界の問題と、歓迎されざる胎児でさえ親との間にもつ自然的紐帯の倫理的意味の問題との両面から、堕胎の道徳性の問題を考察する視角」（ibid：23）を提示する。そしてこのようなアプローチの具体的帰結としては、中絶が合法か否かを「一律許可や一律禁止、時期や障害度による区別という機械的」に解決することをやめ、「胎児の生命権を尊重するために親に要求しうることの限界を、親の責任と権利の兼ね合いでケース・バイ・ケースで考えてゆく方向」（ibid：24）が採られることになるという。

さらに補論では、以上の井上の議論に投げられた「胎児の人権さえ、いちおう保証してしまえば、あとは野となれ山となれといった態度」（田島［1987：156, 158n6］）との批判に対し、このように自らの立場を説明している。胎児の生命権を承認することは、問題の解決をもたらすものではなく、問題の考察の出発点である。胎児は人ではないから、生命権は問題にならない、したがって「堕胎は余分な脂肪を手術で除去してもらうのと同様に、自己決定の問題である、という論法」（井上［1987］［1996：38］）に陥ることなく、中絶の道徳的正当化の問題を直視すべきであるというのが、井上の主張の真意であると述べる。

フェミニズムにおける自己決定の意味

さて以上の中絶の道徳性を問うための前提として「胎児の生命権」の概念が不可欠であるという井上の議論に対し、「女性の自己決定権の擁護」において加藤は、「女性解放運動が微妙で危ういバランスの上にかろうじて闘いの立脚点としてきた『自己決定権』の観念に対して、あまりにも一面的な理解をもって縮小批判している」（加藤［1991］→［1996］）と批判する。加藤の批判の論点は、第一に、いわゆる「線引き」問題に対する原理的批判、第二に、（井上の）女性の自己決定という考え方に対する批判である。

まず、線引き問題について。加藤によれば、胎児を生命権の主体としてとらえようとする限り、井上もまた「線引き論」からは自由ではない。井上は、受精の瞬間をもって生命権の主体とする線引きをおこなっているからである。さらに、「受精の瞬間が生命権の始まりである」という前提は井上の「直観」に他ならず、孕む女性の「直観」を無視したものに他ならない。加藤は、井上の立論とは「妊娠中絶、すなわち胎児の殺害を正当化するためには論拠が必要」であり、その論拠とは「胎児は人間ではないという証明」であるとするものと理解したうえで、こうした立論は「妊娠した女性にとって、胎児は自己の一部であるとともに他なるものであるという両義的存在として感得される」（ibid：54）という女性の身体感覚を無視したところで、成立するにすぎないと批判する。

胎児は独立した一個の人格であるか否か——これに対するイエスという答もノーという答もそれぞれが常識的な観念と道徳とに相応の根拠を持っているのである。というより、正確にいえば、日常的な実感に照らすなら、どちらの答も一面的に感じられる。……むしろ、どちらともえいない、という実相をポジティブに認めるべきではないか。この意味で、ユダヤ人と胎児との間の「道徳的に重要な差異」はすでに証明されている（ibid：54）。

次に加藤は、線引き問題をめぐる論争に参戦する。加藤は「線引き」の概念に含まれている内容を、①どこからが「生命」(life) か、②どこからが「人間」(human being) か、③どこからが「人格」(person) か、という三つに区別し、生命権の主体を決める根拠を見いだせる問いとして③は法学のテクニカルな議論でしか通用せず、①は曖昧すぎるとして、共に不適切だとする。そして、「線引き」において問われている問題を②に絞ったうえで、「われわれ」の境界について自らの見解を提示する (ibid : 56–57)。加藤にとって「われわれ」＝人間であるとは、「人称で指し示されるような存在者である以前の……単なる細胞の塊ではなく、しかし自己意識のテストに合格した特殊な存在者に限られるのでもなく、人間という種に属する〈個体的存在者〉そのものの謂」(ibid : 58) である。よって、初期の胎児は井上がいうように「生きかつ死ぬ主体」(ibid : 60) ではありえないとし、「初期」の定義として、優生保護法のいう「母胎外において、生命を保続することのできない時期」という基準が妥当であるとする (ibid : 注77)。そして加藤は、「胎児と未来の世代とを含む『未だ生まれざる者たち』」を「『われわれ』に回収しようとすることは、途方もない暴力である」とし、「胎児という『辺境的存在者』を『われわれ』と同列の『中心的存在者』の一員に加えよ」という井上の倫理に対して、胎児をいかなる意味でも「われわれ」とは呼び得ない「他者」として「われわれ」の思考と情動の果てに措くという、別の倫理の可能性を提示する (ibid : 64–65)。

以上の「線引き論」をめぐる井上の論考に対する内在的批判をへて加藤は、「胎児の生命権を認め、それゆえ中絶を原則的に否定する」(ibid：66) 井上の議論は、不十分なものであることが確認されたとし、第二の女性の自己決定という考え方についての批判を展開する。加藤によれば、「井上が糾弾するのは、一つの個体生命である『胎児』を、自己の一部である『脂肪』と同一視するような発想である。すなわち彼にとって、女性の自己決定権という観念が許し難いものであるのは、それが産む・産まない『女性』というひとつの『自己』のみの利害を斟酌し、胎児という『もうひとつの自己』を無視するからこそである」(ibid：68)。そこで加藤は、自己決定における「自己」とは、①胎児との関係における自己、と②家父長制（男性、家族・親族、医療、教会、社会、国家……）との関係における自己、に分けられるべきだとし、フェミニズム運動がいう「自己決定」の「自己」とは、第一義的には家父長制との関係における「自己」なのであり、井上はそのことについて十分な認識をもっていないとする。加藤によれば、井上のこの無理解は、「胎児の生命権の問題を棚上げにして単純に女性のプライヴァシー権・自己決定権により堕胎を正当化する（結果的に、胎児を母の所有物とみなす）ような立場」（井上［1987］［1996：22］）という井上の記述により明白であるが、かかる批判はフェミニストにむけた論難としては当たらないとする（加藤［1991］［1996：69］）。

加藤は、その論拠として以下の二点をあげる。第一に、フェミニストは「自己決定権」を「プライヴァシー」などと同列に論じていない。ローザンド・ペチェスキーの議論を参照し、「フェミニストにとって重大な問題は、女性の選択の内容でなく、『選択権』そのものですらなく、むしろ選択がなされる際の社会的・物質的な諸条件」（Petchesky1986：11）なのであり、こうした立場と井上の議論の水準は初めから異なるのだから、両者がすれ違うのもやむを得ないとする。第二に、中絶を実行するものが胎児を「所有物」とみなしているという表現は、法学の専門家による記述としては妥当だとしても、中絶を女性の権利として肯定するフェミニストにとっては認めがたい。むしろフェミニストが一貫して概念化しようとしてきたのは、主体の所有物として語られるのではないような身体の意味であり、それゆえ同時に「主体」という概念の組み替えであったとする。ここまで述べたうえで加藤は最後は語気を弱め、こうしたすれ違いは井上の責任ではないかもしれないとし、「権利」や「所有」といった概念と真正面から対峙すべき法哲学・法理学の洗練は、むしろ自己の今後の課題である、として締めくくっている（加藤［1991］→［1996：71］）。

以上が論争の第一ラウンドである。この加藤の批判に対し、さらに井上が反論を加えるのであるが、ここまでの両者の主張の確認をしておきたい。

中絶の道徳的問題を主題にすえる井上は、胎児をわれわれと同じ権利主体としてとらえてはじめて、道徳的論議は可能になる、という。そして、「線引き論」に代えて「胎児＝権利主体」論を展開する。ここで井上が「線引き論」と「胎児＝権利主体」論を対立させるのは、「線引き論」が胎児は権利主体ではないという「胎児＝所有物論」を内包していると考えているからであろう。

一方、加藤は井上の立場を「中絶を原則的に否定する議論」と解釈したうえで、井上の議論も受精の瞬間をもって権利が生じるという「線引き」をおこなっていると批判する。そして「胎児＝権利主体」論も女性の経験、身体感覚からいって不適切だとし、一方で「胎児＝所有物（脂肪）」論も、フェミニストにとっては認めがたいとする。そして「胎児＝所有物」論、「胎児＝権利主体」論を乗り越えるものとして、「両義的存在者」である「胎児」を「われわれ」＝人間とは呼び得ない、倫理的「他者」（ibid：64-65）として位置づける視角を提示する。さらに自己決定権の「自己」とは、家父長制との関係における「自己」である、と主張することで、「胎児」との関係においてではなく国家や家父長制と女性の生き方という広い視点から自己決定権の意義をみるべきだと、議論の水準を変える必要性を説く。

ここまでの加藤の議論に対する井上の反論、加藤の再反論とつづく第二ラウンドは、加藤の批判論文を契機におこなわれた両者の公開討論の後、書かれたものである。よって、前半の両者の論文と後半の論文の間には、活字として表現されていない両者の「対話」があったのであり、その意味で後半においては、両者の対立に何らかの変化が生まれていると期待される。どのような議論が展開されるのだろうか、少々長くなるが追ってみたい。

「葛藤論」の意義

「胎児・女性・リベラリズム」で井上は（加藤の）「いずれの批判も根本的な点での誤解に基づいている」としたうえで、女性の自己決定権と胎児の生命権との間の「道徳的葛藤（moral dilemma）」という自らの用語の意義を以下のように説明する（井上［1996：83］）。

第一に「道徳的葛藤」としてとらえる視点は、決して女性の自己決定権を否定するものではない。

井上のいう道徳的葛藤とは、両者がともに妥当するにもかかわらず、「一方を立てれば他方が立たない」ような状況をさすものであり、その意味で井上は女性の自己決定権の規範的妥当性を胎児の生命権と同様に承認しているのだとする（ibid：83）。さらに加藤がいうように、井上が「胎児＝脂肪」論をフェミニストの主張と等置しているというのは、完全な誤解であるとする（ibid：84）。

第二に、女性の自己決定権と胎児の生命権との道徳的葛藤は、両者がいずれも絶対的権利ではなく、「一応の権利（a prima facie right）」、すなわち、より重大な考慮による制約を受ける権利であることを含意するのであり、胎児の生命権が女性の自己決定権によって限界づけられる可能性も承認している（ibid：84-85）。そして、中絶が正当化されるケースとして、少なくとも、母体の生命保護と強姦をあげ、強姦の概念には夫やパートナーによる性交・妊娠の事実上の強制も含まれるとする。一方正当化しえないケースとして、男女の産み分けやダウン症のスクリーニングのような選択的中絶をあげる（ibid：85）。

井上は以上の自らの立場を「葛藤論」と名付け、こう続ける。「葛藤論」とは女性の自己決定権の尊重と胎児の生命権の尊重の両者をともに認める。このように女性と胎児という「政治的に疎外された他者」の人権を尊重するのは、「疎外された他者」との自由対等な共生を基本理念とするリベラリズムの基本姿勢である（ibid：92）。

次に、加藤が井上の議論もまた「線引き論」である、と理解したことに関して、井上は以下のように反論する。堕胎の正当化可能性にとって決定的な問題は、「線引き論」にとっては「いつ」であるが、「葛藤論」にとっては「なぜ」である。そして、堕胎の合法性を時期によって決定する期間規制は、胎児の生命権と女性の自己決定権とをともに承認した上で両者の葛藤の調整を図る可能性が、ア・プリオリに排除されているとして批判する (ibid : 96)(5)。

さらに、井上の議論を「『胎児が人間ではない』ことを論証せよと挙証責任を女性（当事者）の側に押しつけるような問題設定」とする加藤の批判は誤解であるとし、胎児の生命権を否定しない限り堕胎は正当化不能とするのは、生命権を認めたら堕胎は許されなくなるとする「線引き論」であると述べ、加藤の議論こそ「線引き論」を前提にしているという。

さらに加藤が述べた「胎児の存在論的両義性」については、胎児を両義的存在ととらえる女性の身体感覚は、「ユダヤ人と胎児の道徳的に重要な差違を『証明』するのに十分ではない」と反論する (ibid : 101)。なぜなら、ユダヤ人の肉体を物的資源として有効利用したナチスの合理主義は、「『ユダヤ人は人間ではない』、あるいは少なくとも『ユダヤ人は完全な意味で人間とは言えない両義的存在である』という思想が、単なる観念としてではなく身体感覚として定着していない限り不可能」であったのだから、と述べる (ibid : 101)。

胎児の生命権の名においてなされる一切の要求の正当性吟味の必要をア・プリオリに排除するために、胎児の権利主体性そのものを否定する根拠として「産む性の身体感覚」を持ち出すとしたら、それは批判的対話を封殺する一つの教条的暴力である (ibid: 102)。

一方で、井上は加藤が非難するように「産む性の身体感覚を倫理的にイレレヴァント（irrelevant 不適当の意）として無視している」（ibid：102）わけではなく、強姦を理由にした中絶も禁止すべきであるという主張に対し理屈以前にどこかおかしいと反発させる身体感覚は重要であるとする。そして両義的存在者の成立を、なぜ発生過程の起点におき、精子や未受精卵に置かないのか、ということを自らの議論は十分に説明しえていないことを井上は認めたうえで、胎児を発生過程の起点から生命権の主体とみなすのは、むしろ「価値の多元的相克をわれわれの生の事実として引き受ける立場」としての、「存在論的両義性への倫理的応答である」とする（ibid：104）。

最後に「葛藤論」と「線引き論」との統合を図るものとして、ロナルド・ドゥオーキンの『ライフズ・ドミニオン *Life's Dominion*』（Dworkin 1993）に触れ、こうしたアプローチが検討に値することを指摘する。

さらに「補記」にて、加藤が初稿に加筆した以下の文章、「具体的な線引きにおいては、優生保護法のいう『母胎外において、生命を保続することのできない時期』という基準を無視することはできない……この観点から女性の中絶権は制約されうるだろう。あらゆる『権利』は何らかの制約を受ける以上、それは当然のことだ。だがそれもまた、『自己決定権』の定立を前提とする問題なのである」（加藤［1991］［1996：77］）という記述に対し、この加藤の立場を「葛藤論」「線引き論」、どちらにも解釈しうるものとして、その可能性について触れる。

井上によれば加藤が「生命権主体性が認められる以前の胎児については、理由を問わず堕胎する権利を女性がもつという立場」を否定していることから、「彼［加藤］もまた不可侵ではないが一定の場合には女性の中絶権を制約しうる保護利益を初期胎児に承認している」（井上［1996：113］）とも考えられ、この解釈をとった場合、加藤の主張は井上の「葛藤論」に近いものになる。

一方で「加藤は倫理的葛藤を初期胎児の前生命権的保護利益と女性の自己決定権との間には認めず」むしろ堕胎によってもたらされる「具体的な選択肢の価値と胎児利益との間にのみ葛藤を認め、この葛藤を自己の良心に従って最終的に裁断する倫理的権能として女性の自己決定権を位置づけていると解する」（ibid：115）こともできる。このように解釈するなら加藤の主張は、「独立生存可能時を以て生命権の発生時点」としていることから、「初期胎児に何らかの前生命権的保護利益を認めたとしても、堕胎の可否が時期によって一義的に裁断される『線引き論』の構図には変わりはない」とする（ibid：116）。

「中絶は殺人ではない」

さて、以上が井上の反論であるが、加藤は「『女性の自己決定権の擁護』再論」（加藤1996）にて井上の議論に対する再反論を展開する。加藤は井上との公開論戦に触れたうえで、「井上氏とのやりとり」をとおして、「自分の考えをより明確に把握できるようになった」、つまり「中絶は殺人であるとか、その洗練された言い方である胎児の生命権とかいった発想には、少しも客観的な根拠などない」ということを再認したとする（ibid：126）。

加藤は、井上の反論を以下のように位置づける。井上の議論の根幹にあるのは「線引き論」と「葛藤論」の区別と、前者の駆逐と後者の称揚であるのだが、「線引き論」に対する井上の批判は、一部の生命倫理学者に対する批判にはなりえていても、加藤に対する有効な批判にはなりえていない（ibid：126）。井上が線引き論と呼ぶものは「『いつ』がそれによって指摘された後は、堕胎理由の吟味なしに堕胎の可否が決定されてしまう」（井上［1996：98］）というものであるが、加藤の主張は言うまでもなく「線引き論ではない」（加藤［1996：129］）。

井上が加藤の議論を「堕胎の可否が胎児の権利主体性の有無によって一義的に決定される線引き論」（井上［1996：103］）としたことに対し、加藤は井上が①「胎児は人間である『ゆえに』堕胎は正当化不可能」②「胎児は人間ではない『ゆえに』堕胎は正当化可能」という二分法を採用していると誤解したが、井上の主張は③「胎児は人間である『しかし』堕胎は正当化可能」であったとし、これは「道徳的に許される殺人」が存在するという命題と等価であるとしたうえで、自分は「このようなショッキングな考えがこれほど強く主張されているという可能性に鈍感であった」と皮肉まじりに述べる（加藤［1996：132］）。

加藤は、「妊娠中絶の倫理問題について、『胎児の生命権』とその制約可能性という問題構制において考えていないのであり、したがって私と井上とでは議論の前提の水準において決定的な非対称がある」（ibid：133）ことを前回の論文で述べたことを指摘したうえで、自らの立場は、④「胎児は人間ではない『しかし』堕胎は正当化不可能」、という立場に近いと述べる。「潜在的に人間」である胎児は単なる物体以上の道徳的配慮を受けて当然であり、この観点から中絶の自由が制限を受ける場合もありうるという（ibid：134）。要するに「『線引き論』的裁断を拒否することそれ自体において、井上と私との間に意見の違いはない」とする。

中絶をめぐる倫理問題を「複数の権利主体間の葛藤」と捉える井上の立論を認めることはできない。しかしながらすでに記したように倫理問題はそもそも「権利」論には回収され得ない広がりをもつものであり、そのように広義の倫理問題を不可避的なものとして生起せしめる「両義的存在者の成立」を人間の発生過程のどの時点におくかという意味での「線引き問題」は、胎児を「生命権の主体」として認めるか否かという問題とは独立に固有の意義を持つのである（ibid：135）。

つまり加藤が「発生の全過程にわたって胎児を生命権の主体とみなす」という（井上の）全称肯定命題を否定するのは、「胎児の発達程度に応じてそれを生命権の主体とみなすべきか否かに対する解答は変わってくる」という命題を支持しているからであるという（ibid：138）。よって加藤の立場は「線引き論」よりは「葛藤論」に近い。しかし、それは「井上の言う『われわれ』と同等の倫理的配慮を受けるべき存在者＝「人間」human beingとして」（傍点引用者）認める「葛藤論」ではなく、「(初期) 胎児をも『余分な脂肪』以上の何ものかであり、拡張された・広義の『道徳的葛藤』の一方の構成項たりえる」「潜在的な (potential)『人間』として認め」るという「葛藤論」であると述べる (ibid : 138–139)。

また、胎児の存在論的両義性と女性の身体感覚をめぐる井上の議論にこのように反論する。ナチはユダヤ人を『人間』ではなく『家畜』とみなした」が、「ナチがユダヤ人を文字どおりの意味で (胎児と同じように)『自己の一部』とか『自分の内部にある者』とみなし、感じたわけではな」く、「ナチの非道さ」は「ユダヤ人を『家畜』という別の『種』に属する存在者として扱った」「『種』の概念に関わるのであり」、「胎児とユダヤ人一般とを隔てるべき『個体性』に関わるのではない」。また、加藤が異議を申し立てたのは、「妊娠の当事者である女性の実感が無視されることの不当さに対してであり、それは必ずしも当事者の感覚を絶対視することとイコールではない」のであり、加藤の立場は井上が批判するように「胎児の権利主体性そのものを否定する根拠として『産む性の身体感覚』を持ち出す」(井上1996 : 102) という立場とは明確に区別されるとする (加藤1996 : 141)。

そして、「生命権の制約」という発想が前提にしているのは、「他人の生命を奪うことを『道徳的』に許容しうるような価値枠組み」であるとして、法的にはともかく道徳的に許容される殺人などありえるわけがなく、この点が中絶問題をめぐる井上とのスタンスを根底において分け隔てていると述べ、最後に以下のように論文を締めくくる。

井上達夫氏と私との「論争」は、両者のあいだにいかなる「接近」も生み出しはしない。……井上と加藤との立論は、何から何まですべてが異なっており、もしもそのように読まれないとしたら、それは私の敗北である以上に、この討論そのものの敗北であると言うほかない。

2　論争のすれ違いが意味するもの

以上が、四つの論文にわたって繰り広げられた論争である。内在的に相手を反駁する両者の論理的思考の水準の高さに感嘆する一方、同じことを繰り返し堂々巡りする議論に、読者は飽き飽きさせられる、というのが正直な感想でもある。論争の当事者である加藤が、「接近」も「発展」もしないものだ、との裁定を下したのは妥当なものであろう。井上もこの論争に接近がないと認識したかどうかは定かではないが、いずれにせよ、両者の議論が平行線を辿っていることは明らかである。はたして、この「すれ違い」からわたしたちは何を学ぶことができるだろうか。両者の主張を整理しなおしてみよう。

両者の議論の多くは、「線引き論」をめぐる争いに費やされている。加藤は、「線引き論」を批判する井上もまた「線引き論」に陥っているとし、井上は、それは加藤もまた「線引き論」を前提にしているから生じる誤解だと、論難する。しかし最終的に、（厳密には同じとはいえないが）「線引き論」よりも、「葛藤論」を支持するという点では、両者の間には大きな距離はなくなっている。加藤も井上同様、中絶が無条件に許容されるわけではない、制限を受ける場合もありうる、と考えている。その意味で「葛藤論」に立つのである。しかしここで重要な点は、井上が権利主体同士の「葛藤論」を支持するのに対し、加藤は、権利主体ではないけれども女性の自己決定権と倫理的葛藤をもたらす存在として胎児を位置づける「葛藤論」の立場に立っている点である。ここでは前者を「権利葛藤論」、後者を「倫理的葛藤論」と呼ぶことにしたい。(6) 結局、両者の相違点は、「権利葛藤論」を認めるか否か、すなわち胎児を「権利主体」と認めるか否か、という点にある。

この「権利葛藤論」と「倫理的葛藤論」の対立とは、中絶の道徳的問題に対する以下のようなスタンスの違いを表している。井上にとっては、胎児が道徳的配慮を受ける対象であるということは、すなわち「権利主体」であることを意味する。井上が前提にしているのは、胎児が「権利主体」でなければ、道徳的葛藤問題として論じることは不可能である、という論理である。一方加藤が苦闘しているのは、「権利主体」か、「中絶の道徳的問題を無化するか」という井上の論法の「二者択一」の論理である。なぜなら、加藤にとっては、胎児は「権利主体」（人間）でないけれども、それは「道徳的配慮」の対象でないことを意味するものではないからである。さらに加藤が、胎児の存在論的両義性をもって、「胎児は生命権の主体（人間）ではない」とするのに対し、井上は「両義的であっても、胎児は生命権の主体である」として、あくまでも「胎児の生命権」と「女性の自己決定権」の間の道徳的葛藤としてとらえる「権利葛藤論」を支持する。

しかし加藤の井上批判と「倫理的葛藤論」には不整合な部分もある。加藤は、井上の立論は「妊娠した女性にとって、胎児は自己の一部であるとともに他なるものであるという両義的存在として感得されること」（加藤［1996：54］）という女性の身体感覚を無視したところで、成立するにすぎないと批判し、権利主体（加藤の用語では人間）とは、〈個体的存在者〉（ibid：58）のことであるのだから、胎児は決して権利主体（人間）ではない、という。

他方で加藤は「胎児の発達程度に応じてそれを生命権の主体とみなすべきか否かに対する解答は変わってくる」（ibid：138）と述べ、その基準として胎児が母体外で生存可能になる時期をあげる。

このように加藤は、一方で個体ではない胎児は権利主体ではない、とし、他方で胎児の発達程度によって権利主体とみなす可能性もある、という。この二つの命題は矛盾していないだろうか。ある発達の段階で、可能性として母体外で生存できるまで成長したとしても、そのとき胎児が母親の身体に属しているという意味で、「個体」ではないこと自体は変わらない。加藤の議論においては、なぜ胎児が「権利主体ではないこと」が強調されねばならなかったのか、その理由は明確ではない。

そもそも、「個体的存在者」でなければ権利主体＝人間ではない、という主張も、加藤の「身体感覚」でしかない(7)。人間であるために「個体的存在」であることが要件とされるなら、母親の身体に依存している胎児は、「個体ではないから人間ではない」という結論が導かれるのはあまりにも当然のことである。「個体的存在者」の要件は、胎児を人間から除外するためのもうけられた、「自己意識」と同様の恣意的な要件にすぎない。そして、その意味では加藤も、個体として独立できることをもって人間であることを確定するという、「線引き」をおこなっているのである。他者の身体に依存しなければならない胎児という存在、これもまた人間のひとつのあり方としてとらえることも可能なのであり、そのような存在との道徳的関係のあり方を、独立した人間同士の関係とは異なるものとして探る方向もありうる。では、なぜ加藤は胎児が「個体的存在」ではないことにこだわったのであろうか。

ここで、この論争に対する江原の解説を導入してみよう。江原は加藤の提起した「『女性の自己決定権』を、従来の法（哲）学概念によって論じることができるか」という視点から、論争をふり返りこう述べる（江原［1996：336］）。

加藤氏が「『論争』は両者の間のいかなる接近も生み出しはしなかった」と結論づけるのは、加藤氏が「そのような形でしか『自己』や『身体』を語れない従来の法学や法哲学」に対して全面的に異議申し立てを行うことにこそ、自らの主張の目的をおいているからである。むろん加藤氏は、井上氏の論に内在的に議論している。けれどもその目的は、井上氏の議論が前提としている既存の法学体系そのものに対する違和感を明らかにすることにあるのであり、その内部で「合意」を形成することにあるのではないのである（ibid：336）。

そして、加藤が「『妊娠した女性にとって、胎児は自己の一部であるとともに他なるものであるという両義的存在として感得される』と主張するのは、おそらくこの文脈においてである」（ibid：

336）とし、加藤の主張についての江原なりの解釈を述べる。

江原によれば、「女性は妊娠という出来事に関して、『自己』・『自己の身体』・『他者』等の概念枠で語ることに困難さを感じている」のである。なぜなら「自己の身体」は、「『自己』に属するもの」であり、「『他者の身体』は『自己』ではなく『他者』に属している」ものという考え方のもとでは、「胎児が『他者の身体』であるとするなら、それは女性に妊娠する以前においては『自己の身体』の一部であったものが（受精によって）突然『他者の身体』となってしまうという経験を強いることである」からである。そして江原は、このように自己の身体が、「『自己の了解』を一度も問われることなく」「『他者』に属するものとして定義され」るのは、「理不尽」であるとする（ibid：337）。

つまり、加藤が持ち出した「胎児は自己の一部であるとともに他なるものでもある」という女性の「身体感覚」の言明が、すなわち胎児＝体脂肪《（ママ）》論をとるものだと解されてしまうのは、「胎児」もまた「自己の身体」であるか「他者の身体」であるか明確に定義されなければならず、そのいずれであるか決定されなければならないと考える思考の枠組みの中で考えるからであるという（ibid：338）。

このように加藤の議論を解釈したうえで、最後に江原は、「現在の法学や法哲学をつくってきたのは、基本的に男性たち」であり、そこでは女性の経験を欠落させたまま、人間が他者と持ちうる関係を表現する概念が構成されてきたのだとし、もし女性の経験を法学や法哲学に反映させるとするならば、「自己」や「他者」「身体」を語るのに、全く別の概念が必要になるかもしれない（ibid：

339）と締めくくる。

このように江原は、女性が「私の身体は私のもの」であるとして「胎児は権利主体ではない」ことを主張すれば、それは胎児を所有物とみなす主張だと解されてしまうのは、「自己」や「身体」を語る「概念」の問題だとする。

さて江原の議論を念頭においたうえで、もう一度井上の「胎児＝権利主体」論と、それを批判する加藤の議論の意義を考えてみたい。

「胎児＝権利主体」論を批判する根拠として女性の身体感覚を持ち出す加藤に対し、井上はこう反論する。女性の身体感覚とは、胎児の「存在論的な地位」を述べたものにすぎず、これをもって胎児の「道徳上の地位」を問うている井上の議論を批判することは、妥当ではない。井上は胎児が両義的であることを認めたうえで、生命権の主体とみなしうる、と主張する（井上［1996：100−104］）。しかし江原によればこの主張は、女性にとって「自己の一部とも感じられるものに対し、独立した人間、他者の身体と同様の配慮を示せ」ということを意味するものであり、「理不尽」なものである。「胎児＝権利主体」論は、妊娠する女性にとっては「不当」な主張なのである。この「不当さ」は女性の権利を擁護する論者によってしばしば指摘されてきた。角田由紀子はこう述べる。

私の手が私のものであること、私の足が私のものであることを否定する人は誰もいない。「胎児」という女性の身体の一部にかかわったものになってくると、女性は「あなたの身体はあなたのものではない」といわれる。これにはいったいどういう根拠があるのだろうか〔角田［1991：69］〕。

ここで問われているのは、胎児が成人と同様の道徳的主体として生命権を持つのだとすれば、それを孕む女性の位置はどうなるのか、ということである。フェミニズムはこの不当な感覚を〈私の身体は私のもの〉という主張によって、言語化してきたのである。

井上がこのことを十分に理解していないことは、胎児を自己の一部と感じる女性の「身体感覚」と、ナチスがユダヤ人にもつ「感覚」の違いが不明だとしている点からも明らかである。ナチスはユダヤ人を「自己の一部」と感じる、などとは言っていないし、ユダヤ人はナチスの体内にいるわけでもない。ナチスが「ユダヤ人は『家畜』だから殺してもよい」と考えたように、フェミニズムは「胎児は『自己の一部』だから殺してもよい」と主張しているわけではない。

つまり、加藤が「胎児＝権利主体」論を批判する根拠として主張すべきであったのは、「胎児が独立した個体ではない」〔ゆえに人間ではない〕という事実だけではなく、「胎児を権利主体とするということ」による女性の身体の社会的位置づけの問題であったのではないだろうか。受精の瞬間から胎児が「権利主体」とみなされるということは、女性にとっては、自らの身体が常に「他者の身体」になる可能性にさらされることを意味する。胎児が権利主体であるか否かという議論は、このような女性の身体の社会的位置づけと切り離して論じることはできない。しかし、この「胎児≠権利主体」の主張はあくまでも胎児の法的位置づけに関する議論であり、「胎児≠権利主体」＝胎児に道徳的価値はないという主張ではない。

「胎児≠権利主体」の主張をこのように考えると、妊娠期間のある時期において権利主体とみなすことは可能だ、とする加藤の議論は不整合をきたすことはないかもしれない。妊娠している女性にとって「胎児は権利主体」とみなすことの意味は、妊娠の初期か後期かによって、変わってくる。つまり、妊娠六ヵ月であれば、妊娠初期ほどそれは不当なものではないとも考えられる。

また加藤は「権利葛藤論」の立場をとる井上の議論が「生命権の制約」という発想を前提にしているとしたうえで、いかなる場合にも「生命権の制約」や他人の生命を奪うことも「『道徳的』に許容しうる」価値枠組みを受け入れることができないと主張する（加藤［1996：149］）。

これは「胎児はわれわれと同等の価値」をもつ人間ではない＝権利主体ではない、という自らの立論の正当化につなげられているのだろうが、胎児の道徳的価値を成人のそれより低いものと論じることが妥当かどうかについては疑問が残る。加藤が問題にすべきはあくまでも胎児の「法的位置づけ」であろう。通常の殺人と中絶の道徳的意味の差異を問いたいのであれば、「われわれと同等の価値をもたない」という「胎児の道徳的地位」ではなく、その事柄が置かれている「文脈」をもって反論すれば十分である。つまり、「望まない妊娠」において、もし胎児が女性の身体の外部で生存可能で、なおかつその女性の手を離れても養育が期待できるとき、その女性が胎児を殺すことは明らかに不正である。しかし実際に胎児は女性の身体に依存しており、そしてほとんどの場合、女性以外の人間が胎児を育てる可能性は閉ざされている。こうした条件の下でおこなわれる中絶が、通常の「殺人」と同様に法的処罰の対象となるべきだろうか、と。「権利葛藤論」と「倫理的葛藤論」の区別は、後者の批判が胎児の権利主体という法的地位にあることが明示されれば十分に保たれると考えられる。

以上、江原の解説を参照しながら加藤の主張を再構成してきた。ここまでの議論を踏まえて再度、加藤と井上の主張――リベラリズムとフェミニズム――の対立点を確認し、この論争の意味を考えながら、本書の課題につなげていきたい。

井上が「胎児＝権利主体論」（権利葛藤論）を強く主張するのは、井上が「権利主体」としての「自己」と「権利主体」としての「他者」という区分を用いてしか、道徳的問題を論じることができないと考えているからであった。さらに、「胎児＝権利主体」とみなさなければ、すなわち「胎児＝所有物」とみなすことだ、という前提がある。加藤も指摘するように、これは井上自身の責任というよりも、従来の法哲学、リベラリズムの概念の問題といえよう。

他方加藤が悪戦苦闘し、必死で打ち破ろうとしてきたのは、この井上が前提としている「権利」のパラダイムである。フェミニズムの自己決定の要求は、「胎児＝所有物」も「胎児＝権利主体」も共に認めないと加藤は繰り返し述べる。では、なぜ加藤は女性と胎児の「権利葛藤論」ではなく「倫理的葛藤論」の立場に立つのか。フェミニズムは胎児の道徳的価値は否定しないが、「胎児＝権利主体」論は認めない。なぜなら、妊娠した女性にとっては胎児とは自己の身体でしかありえないのだから。

しかし、加藤の前に立ちはだかったリベラリズムというパラダイムの壁は、かすかにも揺らぐことはなかった。つまり、加藤にとって井上の反論は、「拙稿が提示した問題を完全に無視し……したがって、拙稿に対する反論としてはほとんど見るべきものがない」（加藤［1996：125］）のである。

ここでみてとることができるのは、フェミニズムの言語に対するリベラリズムの言語の圧倒的な優位である。加藤はフェミニズムの「異議申し立て」を井上に理解してもらうため、井上の議論に内在的に――リベラリズムの言語にのっとって――リベラリズムを批判しようとした。しかし、その異議申し立ては井上には十分に聞き取られなかった。その意味で、この論争は単にすれ違っているというよりも、一方の声が「聞き取られなかった」論争なのである。

さて、中絶の自由はリベラリズムの権利概念よって適切に擁護できるのだろうか、という本書の問いは、言うまでもなく「女性の自己決定権を従来の法（哲）学によって説明できるのか」、また「女性の経験を法哲学に反映させるとするならば」「自己」や「他者」「身体」を語るのに、「全く別の概念が必要になるかもしれない」（江原［1996：339］）という加藤や江原の関心を引き継ぐものである。

そして本書の目的は、聞き取られなかったフェミニズムの異議申し立てを成功させること――聞いてもらうこと――にある。フェミニズムの主張する「自己決定権」とリベラリズムにおける「権利」とは異なること、そしてリベラリズムが中絶の自由を適切に擁護するためには、リベラリズムが前提にしている諸概念が再定義される必要があること、を説得的に論証すること。これが本書の目的である。

そのためには、リベラリズムはどのようなロジックによって中絶の「権利」を正当化してきたのか。他方、フェミニストはいかなる点に異議を申し立ててきたのかを、確認してみる必要がある。それは、リベラリズムの「権利」の正当化のロジックにおいて、どのような権利の主体、すなわち「自己」や「身体」が前提にされているのか、またフェミニストは「自己」や「身体」をどのようなものとして語ってきたのかを明らかにする作業になる。

これは同時に、胎児が「権利主体」でなければ「所有物」であるというリベラリズムの論理を乗り越える、新たな論理を構築する作業でもある。「胎児＝権利主体」論を批判するためにフェミニストが訴えてきた〈私の身体は私のもの〉という主張が、「胎児＝所有物」論をも含意しないのであれば、そのとき「胎児」と母親の道徳的関係はどのようなものとして概念化されるべきなのだろうか。また、胎児を「権利主体」として認めることができないとしても、加藤が論じるように倫理上の関心をもたらす存在であると考えたとき、女性の「自己決定」とはどのようなものとして概念化されるべきなのだろうか。こうした問題についても、つづく章で考えていきたい。

まず第二章では、リベラリズムの「身体を所有する権利」と、それに対するフェミニズムの批判を検討する。両者の対立は、母親と胎児の関係をどのように概念化するのかをめぐって浮きぼりになってくる。この対立から、リベラリズムにおける「身体」、フェミニズムの語る「身体」の間の差異がみえてくるだろう。

（1） 井上は、本文のなかで「中絶」と「堕胎」の二つの用語を区別せずに使用しているが、本書では引用をのぞいて「中絶」に表記を統一する。以下の章でも、同様に引用以外は「中絶」と表記する。

（2） 本論争は、本書が分析しようとする中絶をめぐるフェミニズムとリベラリズムの立場のズレが表れたもので、読み解くのが非常に難解である。本章の内容がわかりにくい場合は本章をとばして、本書を最後まで読んでから、再度この論争に目をとおしていただきたい。

（3） 井上によれば、権利主体たりうるために要求されるのは「正当化要求能力」でなく「正当化必要能力」であり、胎児に後者の能力を認めることはできる（ibid : 19）。また、「自己意識」要件（①権利の保有は権利の対象を願望（desire）する概念的能力を保有し、②生命への権利の対象は単なる生物学的有機体の存続ではなく、経験その他の心的状態の主体の存続である）に関しては、以下のように批判する。①に関しては、人は願望できない対象も必要とすることがあり、他者がその必要を充足する義務を負うことがある。②に関しては、胎児はかかる「充実した」生命権をもつ必要はなく、さしあたり生物学的有機体として存続することを認めてもらう権利をもてば十分である（ibid : 19–21）。

（4） トムソンの議論の詳細とその検討については、次章を参照。

（5） 井上は、線引き論と葛藤論とその区別は法学における「期間モデル（Fristenmodell）」と、「適応モデル（Indikationenmodell）」の区別と関連するとしている（団藤［1990 : 242, 444–445］

(ibid : 94)。前者は中絶の合法性を時期によって、後者は「適応事由」(堕胎の違法性を阻却しうる特別の事由の有無によって決定する。妊娠期間を三半期(約三ヵ月に分割し、第三十三半期開始前(受胎後約六ヵ月))は中絶を女性の自己決定とするアメリカは期間モデル、適応規制の形式をとる日本は適応モデルに該当する。妊娠一二週未満については刑法上不可罰としながらカウンセリングを義務づけているドイツは期限モデルと適応モデルの混在形式をとっている。

(6) 井上は自らの「葛藤論」を「道徳的葛藤」と呼んでおり、その意味で井上の議論に対立するものとしての加藤の主張に「倫理的葛藤論」の用語を当てはめることは、混乱を招くかもしれない。しかし、井上は道徳的問題＝法的(権利主体間の)問題としてとらえており、その意味で、井上流の葛藤論を批判する加藤の議論と区別するために、井上の議論を「権利葛藤論」と呼ぶことは妥当であろう。

(7) もちろんこれは加藤だけの独断ではなく、常識的な解釈である。多くの判例や法学の議論において、独立生存可能性をもって胎児を人間とみなすという解釈がなされている。

II　身体を所有する権利をめぐって

中絶の「権利」の正当性は、女性の身体への所有権にあると言われてきた。妊娠・中絶とは女性の身体の問題なのだから、身体について女性の自己決定が尊重されて当然である。しかし、この単純な原理は、中絶問題をむしろ複雑にしてきた。

リベラリズムにおいて、身体とは第一義的には、個人の自由のための拠点であるとされる。よって以下でみるように中絶を正当化するために身体の自己所有権や身体的統合の権利などが主張される。これらの議論においては、当然のことながらひとつの身体とは一人の個人に属するものと考えられている。

したがって、ひとつの身体に母親と胎児というふたつの生命が存在する妊娠において、女性が身体への「権利」を有するとするならば、必然的に胎児（胎児の身体）の位置づけが問われる。身体が母親の所有物だとすれば、胎児は母親の所有物なのか、否か、と。しかし前章でみたように加藤や江原は、フェミニストが問うてきた〈私の身体は私のもの〉とは、「私の身体」＝「私の所有物」＝「胎児は所有物」ということを含意しないと主張する。では〈私の身体は私のもの〉≠「胎児は所有物」だとすれば、そのとき〈私の身体は私のもの〉の「私の身体」とは、いかなるものとして概念化されるのだろうか。

Ⅱではこうした観点から、身体と「権利」をめぐる議論を検討していきたい。まず、身体の自己所有権の原則とそれを中絶に援用した生命倫理学の諸理論を検討する。これらの議論においては、「身体の所有者は誰か」「胎児は母親の所有物か」「母親の身体の所有権は、胎児の生きる権利を上回るのか」という点から、中絶の権利の正当性が問われる。次に、所有権の枠組みにおいて中絶を論ずることに対するフェミニストの異議をとりあげる。彼女らは、所有権を用いた議論は妊娠した女性にとっての胎児という存在の意味をとらえ損なっている、と指摘する。さらに所有権を批判したうえで、中絶の権利を平等権として再定式化するフェミニスト法哲学者ドゥルシラ・コーネルの議論を検討する。コーネルの議論は、リベラリズムにおいて中絶の「権利」を再構成したものと位置づけることができる。

胎児の存在は、身体の境界の問い直しを要求する。母親の身体に対する権利として中絶を正当化することは、胎児にいかなる位置づけを与えることになるのか。リベラリズムはこの問題にどのような解答を与えてきたか。そして、胎児の存在する身体をめぐって、フェミニストはいかなる問題を提起してきたのか。身体の境界をめぐる考察から、何がみえてくるだろうか。

第二章　所有権としての中絶の「権利」

身体の所有権は、中絶の「権利」を正当化する有力な根拠とされてきた。本章ではまず身体の自己所有の原則について検討し（1節）、所有権を中絶に援用した生命倫理学の諸理論をとりあげる（2・3節）。さらに中絶を所有権によって正当化することに対するフェミニストの批判を検討する（4節）。

1　身体の自己所有の原則

身体の自己所有の原則とは「各人の所有物である身体は、各人が好きなように用いることができる」という単純なものである。この自己所有テーゼは、リバタリアニズム（自由尊重主義）によって権利の基礎として考えられている。(1) ここではまずこのテーゼがいかなるロジックによって正当化されているのか、検討してみたい。

所有権の概念の始祖は周知のとおり、社会契約論において近代市民社会の基礎を築いたジョン・ロックである。ロックは「統治論」において各人の自由と所有権を自然権として位置づけた。

（自由の状態では）人は自分の身体や所有物を処分する何の制御も受けない自由をもっている。……すべての人は万人が平等で独立しているのだから、だれも他人の生命、健康、自由、あるいは所有物をそこねるべきではない（Locke［1689=1968：195−196］）。

さらにロックは自然の産物や土地を含む天然資源の個人による占有を正当化し、まだ誰のものにもなっていない「外物」に働きかけてその価値を増加させたものは正当にその対象を所有するとした。ここでは、労働を可能にする身体への所有権は、財に対する所有権の起点として重要な位置づけを与えられている。

大地と人間以下のすべての被造物はすべての人々の共有物であるが、しかしすべての人間は、自分自身の身体に対する所有権をもっている。これに対しては、本人以外のだれもどんな権利ももっていない。彼の身体の労働とその手の働きは、まさしく彼のものであるといってよい。そこで、自然が準備し、そのままに放置しておいた状態から、彼が取り去るものは何であれ、彼はこれに自分の労働を混合し、またこれに何か自分自身のものを付け加え、それによって、それを自分の所有物とするのである（ibid：208–209）。

このようなロック的自然権論を現代において再生させたのがロバート・ノージックである（Nozick［1974=2000］）。ノージックは、労働を混入することによって所有権が生じるとしたロックの獲得における正義原理から、最小国家論を導く(2)。

［物］Xに対する所有権という概念の中核は、Xをどうするかを決める権利、つまり、Xに関する制約された選択肢のセットのうち、どれを実現しまたは試みるべきかを選ぶ権利であり、……［権利に対する］（引用者）この場合の制約は……（最小国家の下で）人々が有するロック流の権利によって設定される（ibid：287–288）。

ノージックいわく、各人は自己の身体の所有者であるが、防衛的・報復的行為をのぞいて、互いに他人の身体に対しては何ら権利をもたない（私のナイフに対する私の所有権によって、私は望むところにそれを置いておくことが許されるが、あなたの胸に刺しておくことは許されない）。つまり、道徳的に正当な各人の自由の領域とは、他者の侵害からの自由すなわち消極的自由である。それぞれがこうした権利を所有している限り、各人の身体をもって画された所有権は衝突することはありえず、各人が公平に権利を行使できる平等な社会が可能になるとする。

リバタリアンの議論において、「身体を制御してもよい」という規範は、「制御できる」という自然的事実を根拠に正当化されている。たとえば日本の代表的なリバタリアンである森村進は、自己所有テーゼの自然さは三つの事実、〈身体の直接支配〉〈身体に関する観察によらない知識の可能性〉〈感覚のプライバシー（私秘性）〉から説明することができるとする（森村［1995：41］）。われわれは手足をはじめ、自己の動作の多くについて観察に基づかない知識をもっている。さらに、感覚や思考は本人しか直接感じることができない。われわれはこのように別々の身体をもちそれに同一化し、自己所有の感覚を発達させている。森村はこうして、自己所有テーゼは〈理由のない苦痛は避けられるべきである〉といった直観と同様に、われわれにとってもっとも自然な、捨てにくい直観であるという(3)。

以上がリバタリアニズムによって支持されている所有権の概念である。「XはYの所有物であって、Y以外の所有物ではない」という私的所有の論理は、近代自由主義社会を支えている最も強固な原理である。そして、身体に対しても同様の原理が適応される、とリバタリアニズムは論じる。確かに「私の身体に対して正当な権利をもっているのは、身体を制御できる私である」という主張はもっともらしい。他の誰かが私の断りもなく、私の手を使って絵を描こうとしたり、私の足を蹴飛ばしたりすれば、誰でも「やめてほしい」と思う。「それは私の手足なのだから」、と。私の身体は私のモノなのであり、他者が私の身体に介入することは不当である。

ところがリバタリアニズムは、独立した個人の契約さえへていれば、代理母契約、臓器売買の自由も禁止しえないという（森村［2001：34–83］）。個人が自由に動かせる身体とは、土地や財産と同じ意味で、その人の所有物なのだから、どのように扱おうとそれは個人の自由なのだ、と。この論理には疑問を感じる人も少なくないだろう。はたして「私の身体」は「私の服」や「私の車」というのと同じ意味で「私の所有物」といえるのだろうか、と。しかしリバタリアニズムでは、「私の身体に他者は介入してはならない」という主張と「身体は各人の所有物である」という命題は、分かちがたく結びついている。私の身体は私のモノなのだから、身体をどのように利用するかは私の自由である。

そして中絶の自由も、こうした自己所有の原則において正当化されることとなる。以下では、この所有権を中絶に援用した生命倫理学の議論をとりあげたい。

2　所有権による中絶の正当化1
――パーソン論における中絶の「権利」――

中絶に所有権概念を結びつけたのは、主に欧米の生命倫理学の諸理論であり、その代表的なものとして一九七〇年代から八〇年代に興隆したパーソン論がある。そもそもパーソン論の登場のきっかけは、一九六七年のアメリカでの心臓移植の始まりにあった（佐藤［2002：112］）。「いかにして脳死を脳死として確定するか」、すなわち「人の形をしているもの（脳死状態の人）をいかに人ではないと証明するか」という実利的な目的のために用意されたロジックなのである。

パーソン論は、先に井上が「線引き論」と呼んで批判したロジックをもつ代表的な議論である。パーソン論の論理はきわめて単純なものである。胎児や嬰児は道徳的人格に必要な条件を満たしていないので、権利主体ではない。この論理に「身体は各人の所有物である」という所有権の原則が結びつけられ、母親の身体の所有権によって中絶は正当化される。

胎児だけでなく幼児殺しも是認するパーソン論の過激な主張は、現在では支持されるよりも、批判の対象として有名になっているが、中絶問題の理論的位置づけに少なからぬ役割をはたした潮流として、見逃すことはできない。ここではパーソン論の主要な理論家であるエンゲルハートの議論を検討してみたい[4]（Engelhardt［1982=1988：1986＝1989］）。

エンゲルハートによれば、道徳的共同体とは、自己の責任を考慮でき、他者を尊重できる能力をもった人格によって構成されるものである。ゆえに、道徳的共同体の一員として尊敬に値するのは、「非難や賞賛を受ける能力があり、自らの行為に対して責任があると見なされうる、自由な自己意識を有する存在者」（Engelhardt［1982=1988：22］）であるという。

エンゲルハートはこのような観点から、人間の能力の段階に応じて道徳的地位[5]にもいくつかの段階を設定する。相互尊敬に値する「厳密な意味での人格」とは成人のことであり、成長過程の幼児や老衰者、重度精神障害者はそれより一段階下の「社会的意味での人格」、さらに胎児や胚、脳死状態に陥っている身体は「生物学的生命」にすぎない。そしてエンゲルハートは、「厳密な意味での人格」とそれ以外の存在の区別は、生命の「尊厳」と生命の「価値」との区別に一致するという。つまり、前者は尊厳に値するが、後者は「価値」は有するものの人格が「手段」として使用してもよい、すなわち他者によって決定されてもよい存在者である（ibid：31）。

さらにエンゲルハートの議論の特徴は、胎児や幼児の道徳的地位を、成人にとっての有用性、功利性という観点から論じていることにある。「社会的な意味での人格」とは、能力的には「生物学的生命」と同様に位置づけられるが、社会的相互行為において「あたかも人格であるように」扱われる存在のことを指す。ではなぜ胎児が幼児のように、社会的な人格として扱われないかといえば、胎児を社会的な人格として扱わずに、妊娠中絶を行うことの有用性を次のような観点から測定するからであるという（ibid：29）。

婦人や家族にとっての便宜という点での有用性はどの程度か、重度の遺伝的疾患を持った胎児の誕生を阻止することの有用性はどの程度か。そしてまた、人工妊娠中絶を禁ずる場合に増大するであろう利益全体に比べて、人口増加を抑制することの有用性はどの程度か、ということである（ibid：29‒30）。

つまり、幼児を人格として扱うことは社会的に有用であるが、胎児をそのように扱うことは有用ではない。つまり成人にとってそれが望ましければ、幼児も胎児と同様に、「手段」として用いることは正当化される。

以上がエンゲルハートのパーソン論であるが、彼はここに所有権の原則を接合することで、中絶の正当性はより明確になるとする。

人の身体は、そのひとの人格として尊敬されねばならない。というのも、相互尊敬の道徳性は、人が自分自身を所有すること、ならびに、人の身体や才能を許可なしに他人が利用しようとすることに反対する権利を保証するものだからである（Engelhardt［1986=1989：165］）。

このようなエンゲルハートの考え方は、所有権をその人が「作り出した」ことによって正当化するロックの所有権論に依拠している。「ひとは物のなかへ入り、それを作りかえ、改鋳し、ロック流にいえば、その対象に自分の労働を混ぜる限りで、その対象はそのひとの所有物になる」（ibid：168）。こうして、「幼い子供とひとの単なる生物学的有機体は、それを生み出す人々によって所有される」（ibid：173）という結論が導き出される。胎児や幼児は親の所有物である、という徹底した考え方は、以下の一文にもっともよく表れているだろう。

幼い子供たちは文字通り家族の中で、家族によって生きていくので、両親には、彼らの子供たちを支配する幅広い権能が——彼らがそれを悪用しない限りにおいて——与えられている。彼らは自分で自分を所有している（自制心がある）というよりは、その家族によって所有されており、……彼らはまだ、自分が自分自身のものになり切っていない（Engelhardt［1982=1988：31］）。

以上がパーソン論と自己所有の論理を接合したエンゲルハートの議論である。エンゲルハートは、胎児は母親の身体の一部分にすぎないという「胎児＝所有物」論を見事に展開している。「厳密な意味での人格」である限りにおいての所有権は尊重されるが、「生物学的生命」にすぎない胎児には、そのような所有権は認められない。胎児が存在する身体とは、当然「厳密な意味での人格」である母親の所有権に属するものであり、母親が自らの意志で支配するのは正当なのだという。その意味で、母親は権利と義務の「主体」、胎児とは「手段」として用いてよい「客体」なのである。

このように、エンゲルハートの議論は徹底して、健康で自立した成人を中心にした理論なのである。エンゲルハートの議論にそって、人生の過程における人間の道徳的重要性の変化をグラフにあらわした場合、生まれる前もしくは生まれたばかりの段階ではゼロに等しく、成長するにつれて高くあがっていき、老いるにつれて下がっていく、というグラフになる。

3　所有権による中絶の正当化２
――ジュディス・トムソン「人工妊娠中絶の擁護」――

パーソン論とは別の角度から、所有権によって中絶を正当化しているのが、生命倫理学者のジュディス・トムソンの有名な論文「人工妊娠中絶の擁護」（Thomson［1971=1988］）である。

トムソンは、妊娠した母親と胎児の関係を、女性がある朝目が覚めたときに意識不明状態のバイオリニストが透析のため繋がれている状況にたとえる。そしてこのような状況において、人は「自分の意志と無関係に自分の身体に繋がれた人間を、自分の身体から切り離さない道徳的な義務を課せられるのか」という問いをたてる（Thomson［1971=1988：83］）。トムソンはパーソン論と異なり、母親と胎児の関係を、独立した権利主体同士の関係として想定しており、その意味で、井上と同様の「権利葛藤論」の立場をとっている。

トムソンによれば、こうした状況において、たとえ女性が身体への決定権を持っていたとしても、その決定権よりバイオリニストの生存権のほうが重いゆえ、彼を切り離すことは道徳的に不当だ、などいう論理は受け入れられない。胎児が生きる権利を持っているとしても、それは女性の身体への所有権を上回るものではないのだとする。このような結論を導くためにトムソンが展開するロジックには、先の所有権の概念が見事に反映されている。「母親と胎児は不幸な偶然から一つの小さな家を借りた借家人ではな」く、「家の持ち主は母親」である。だからこそ「女性達は繰り返し繰り返し〝この身体は私の身体だ〟と言いつづけてきた」のだから（ibid：86）。

トムソンの議論の特徴と斬新さは、胎児を生存権の主体としてみなしたとしても、女性の所有権の行使は正当である、とする点にある。そこでトムソンは、「生きる権利」とは決して「他者の身体を使用する権利ではない」こと、つまりバイオリニストや胎児に女性の身体を使用する権利はないことを説明する。トムソンによれば、生きる権利の解釈の可能性は二つある。「生命を持続するに必要な最低限のものを与えられる権利」か、「何者からも命を奪われない権利」か、である。

まず前者の「与えられる権利」については、トムソンはこのような権利は、誰ももちえないという。理由は以下のとおりである。生命を持続するのに必要なものが、その人が自らのものとして主張する権利のないものである場合、たとえば、ヘンリー・フォンダの冷たい手で熱のある額に触れてもらうことで、私が病と死から救われるのだとしたら、どうか。トムソンいわく、そのような場合でも「私にはヘンリー・フォンダの冷たい手で熱のある額に触れてもらう権利などありはしない」（ibid：87）。必要があるという事実は、必要を満たしてもらう権利を裏付けない、と。

では後者の「何者からも命を奪われない権利」はどうか。トムソンは明示しないが、この消極的な「殺されない権利」の解釈を支持しているようである。しかしこの解釈を採用した場合にもやはり、バイオリニストが第三者に対し、腎臓を使用することに干渉しないよう要求する権利になりえたとしても、女性に「腎臓を使用しつづけることを許すべきだなどという権利はない」（ibid：88）。

このことから、トムソンは女性にはバイオリニストの生命を保護する義務はない、と結論づける。そしてこの論証によって、女性の中絶の権利が正当であることが明らかになったという。妊娠とは胎児に身体を貸すという行為である。身体を貸すという約束をしてもいないのにもかかわらず、胎児が身体を使用しつづけるなら、それは所有物に対する不法占拠に他ならない。女性が胎児の生命を保護するならそれは称賛に値するが、しかしそれを怠ることが道徳的に不正ではないのだ、と。

一方でトムソンはあらゆる中絶が正当であるわけではないとする。中絶が正当か不当かは、女性が身体を貸す約束をしたかどうかに依存する（ibid：89–90）。「契約」が重要視されるわけである。やむをえず妊娠した母親は体を使用する権利を胎児に与えていないゆえ、胎児は母親の体を使用する権利はもっていない。よってレイプによる妊娠の場合はもちろん中絶は正当化される。他方で、ある女性が結果的に妊娠するかもしれないことを承知の上で自発的に肉体関係を結び妊娠した場合には、胎児を存在させたことに対して部分的責任がある。この場合、女性は胎児に自分の体を使用する権利を認めたのであり、中絶は胎児に対する不正となるとする。これは、中絶の「権利」の許容の是非を、妊娠に関する女性の責任の有無によって判断するという立場である。

さらにトムソンは、母親の「中絶する権利」と「子供の死を確実なものにする権利」とを区別する。「胎児は成長過程のある時点までは母体の外で生き続けることができないので、胎児を母体から引き離せば胎児は確実に死んでしまう。この点で二つの事柄は混同されやすい」（ibid：93）。母体外で生存可能、すなわち独立できるにもかかわらず、母親が子どもの死を確実なものにするとすれば、そのような殺しは、「不正」な行為であるとする。

以上がトムソンの議論であるが、この議論にはノージックの所有権論が見事に反映されている。身体は財産と同じように各人の正当な所有物であり、各人は好きなように用いる権利がある。契約を交わせば他者は私の身体を使用する権利をもつが、そうでない限り、「他者は私の身体を使用する権利」は持ちえない。たとえ、他者の生命が途絶えようとも、私が私の身体を自由に扱うことは不正ではない。他者の権利を侵害しない限り、各人の所有権の行使は道徳的に正当なのだから。これこそノージックが描いた「所有権によって画された」「各人が公平に権利を行使できる平等な社会」なのである。

さらにトムソンは、胎児をバイオリニストにたとえ、権利主体とみなした上で所有権を正当化している点で、エンゲルハートよりも巧妙である。「胎児＝所有物」論をとらずに、母親の所有権を正当化したのである。

しかし、はたしてトムソンの議論は説得力をもつだろうか。これは「生きる権利」は、所有権を上回るものではない、という議論の是非にかかっているのだが、トムソンがここで用いるロジックは、逆にわたしたちに「所有権はそれほど重要なのか」という疑念をもたらす。

トムソンは、生きる権利は、他者のものを使用する権利ではなく「殺されない権利」にすぎないという。しかしこの議論は、人が「生きられるかどうか」は身体的、物理的な条件に依存するという事実を無視している。自分の「モノ」だけで生きることができる人間にとっては、他者の干渉から自由であること、つまり「殺されない権利」さえ守られれば生命の存続は保障される。しかし他者に依存しなければ生きていけない人間にとっては、他者の干渉から自由であるだけでは生命は保障されないことは自明である。このような原理のもとで生き残るのは、健康で自律した、他者に依存することのない人間だけである。他者に依存することでしか生きていけない者――母親の身体の内部でしか自らの生存を保てない胎児――にとっては、このような生きる権利の概念は無意味に等しい。

所有権の行使という手続きこそが道徳的に正しいという主張のおかしさは、以下の点にもあらわれている。トムソンはたった一時間だとしても、バイオリニストに女性の腎臓を使う権利はないという。一時間でも腎臓を使わせないことは、薄情で無礼ではあるが、不正を働いているのではない、と。しかし、トムソンの議論に反して、身体から切り離すことが「不正ではない」といえるのは、身体が拘束される期間が、一時間か九ヵ月間か、九年間かによって、つまり女性がどの程度の犠牲を強いられるのかに依存するのではないだろうか。九年間拘束されるのを拒否することは正当だとしても、逆にほんの少しの労力によって、一人の命が救われるにもかかわらず、そうしないなら、それは道徳的に不正な行為といえるだろう。

いずれにせよ、「道徳的正当性」に値するのは各人の所有権の行使だけなのだ、という論理が貫徹された社会は、無力な者への冷徹さを正当化する「道徳なき社会」に等しい。

さらにバイオリニストと女性の関係と異なり、胎児と妊婦の関係においては、胎児が存在している身体とは女性の身体であると同時に、胎児の身体でもある、といえないだろうか。かりに胎児が権利主体であるのなら、胎児には自己（母親）の身体を所有する権利がある。つまり、妊娠・中絶を胎児と女性の所有権同士の葛藤としても論じることが可能である。にもかかわらずトムソンの議論がこのような構成になっていないのは、胎児は意志を持たないゆえに身体を制御する権利をもちえない、というパーソン論的な図式をトムソンが暗に前提にして論じているからであろう。

一方で、「中絶する権利」は「子供の死を確実なものにする権利」と区別される、というトムソンの議論は興味深い示唆を含んでいる。(6)「所有権」の原則にもとづけば「自己の身体を制御する」ことは正当だが、「他者の身体を制御すること」は不正である。中絶とは「自己」について決定していることであって、「他者」について決定することではない。(7)この議論は「自己の身体の制御」という、通常わたしたちが当たり前に行っている行為のひとつが、結果として「他者の生死を決めること」になってしまうという妊娠という状況の複雑さに、わたしたちの目を向けさせる。つまり妊娠とは自分から引き離せば生きていけない存在を引き受けることであり、中絶の決定とは「私の身体の制御」か「胎児が身体に依存しつづけること」をとるか、という二者択一の選択をせまる状況なのである。胎児を別個の「権利主体」として位置づけたトムソンの議論は、結果的に中絶について多くを語っているともいえる。

しかしいずれにせよ、こうした「自分と引き離せば生きていけない存在を引き受ける」状況において、独立した人間を前提とした「自己の身体は自己の意志によって制御してよい」という規範を適用することが、どこまで「正当」といえるのかどうか。トムソンの議論が問題含みであることは確かである。

以上、リバタリアンが唱える身体の自己所有の原則、そしてこの「所有権」を中絶の権利に援用したパーソン論と、ジュディス・トムソンの議論を検討してきた。「各人が支配する身体は、各人の正当な所有物である」「私の身体に他者が介入するのは不当である」という主張は説得力をもつものの、どのような状況であっても「他者の権利を侵害しない限り」「所有権」の行使は正当だ、という論理は多くの疑問を残す。身体への「権利」としての中絶権は、以上のような問題含みの論理において正当化されるのである。

4　所有権に対するフェミニストの異議
――「胎児の両義性」の主張――

このように所有権を援用した議論は、中絶の権利の正当性を明快に謳う。では、これらの議論に対し、フェミニストはどのような評価を与えているのだろうか。〈私の身体は私のもの〉と主張してきたフェミニストたちにとって、「身体は各人の所有物である」という論理はどのように受けとめられているのであろうか。

米国の代表的なフェミニスト法学者のキャサリン・マッキノンは、法の概念は女性の視点を排除してきたと指摘するなかでトムソンの議論に言及し、以下のように述べる。

女性が法の策定に関与していれば……療養中の有名なバイオリニストと彼に繋がれた誘拐された宿貸しの関係と、母親と胎児の関係の違いに目を向けるだろう。母親と胎児の関係は、他にたとえようのないものである。胎児を完全に表現する概念などなく、成人の人間を基礎とした法に胎児の居場所はない（MacKinnon［1991：1314］)。

このようにマッキノンは、法の概念を中絶に適用するトムソンの議論は母親と胎児の関係を誤って解釈していると指摘する。さらにアドリエンヌ・リッチの「私が九ヶ月間お腹に入れる子供は、私だとは言い切れないし、私でないとも言えない」という一文を引用して以下のように述べる。(8)

（胎児は）それが存在する場所では、それは一個の臓器以上のもの（more than a body part）かつ一人の人間以下（less than a person）の存在である。妊娠した女性にとっては、それは私であり、かつ私でないもの（both me and not me）である。それは、彼女の中に存在し、彼女の一部でありかつ他の誰のもの以上に彼女のものという意味では妊婦そのものである。それは彼女の全てではないという意味では彼女ではない。個人を統合した自己として、さらに権利の束として扱う法制度において、妊娠した女性や胎児を理解することはできない。……胎児を人格として、もしくは分離された実体として理解するなら、それは妊娠した女性に対立する胎児の利益を強調することに他ならない。胎児の人格を主張する議論において、胎児は〝想像上産まれた〟ものにされている。しかし、胎児は現実には産まれておらず、女性も妊娠と出産の主体であるのだ（MacKinnon［1991：1316］）。

胎児は「私であり、かつ私ではない」。トムソンの法概念へのいらだちは、この「両義的な胎児の存在」と、それを適切に論じることのできない法や権利の概念とのズレにあると考えられる。マッキノンは、女性と対立する胎児の「利益」を強調すること、胎児を法的権利主体とみなすことに異議を唱える。一方でマッキノンは胎児は「臓器の以上のもの」であり、「人間の形をした生命体」であると主張する。

> 私や多くの妊娠した女性の経験においては、胎児は人間（human）の形をした生命体であり、それは生きている。しかし性的不平等を所与とするこの社会は、生きている証として、人格（personhood）という境界線を要求する（MacKinnon［1991：1316］）。

マッキノンは、権利主体同士の衝突、すなわち「権利葛藤論」が想定する女性と区別される「胎児の利益」というものを否定する一方で、あえて「人間の形をした生命体」（傍点は引用者）と胎児を表現する。つまりここでマッキノンは単なる有機体とは異なる「人間」、もしくは潜在的人間として胎児をとらえており、その意味で加藤がとる「倫理的葛藤論」に近い立場をとっている。またフェミニスト、バーバラ・カッツ・ロスマンも同様の観点から、胎児を権利主体とみなす議論に異議を唱える。

赤ちゃんは、母親の内部に植え付けられているのではなく、彼女の肉体の肉であり、彼女の一部なのである。おそらく、不本意な妊娠のごく初期の場合、卵それ自体が彼女の一部分であったように、赤ちゃんは彼女の一部分であり拡張可能性をもち、あるいは脅威さえ与える部分なのである。あるいは、おそらく、望まれた妊娠の終わりには非常によくあることだが、赤ちゃんは彼女の不可欠な部分であり、彼女の存在の大事な要素であるかもしれない。もし、妊娠をこのように考えるならば、権利の議論は不条理である。それは、他の存在の権利に対置されたひとつの自律的存在の権利ではなく、彼女自身の部分に対立する女性の根深い疎外である（Rothman［1989：160–161］）。

ロスマンはこのように、母親にとっての胎児の位置づけを、胎児の成長の度合いや母親が胎児の成長を望んでいるか否かという母親の意志とも結びつけて説明する。胎児は時に「自分の一部分」であり、時に自己に「脅威を与える」存在であるという。

以上の「胎児＝権利主体」論に対するマッキノンやロスマンの批判は、加藤や江原の法概念に対する異議と基本的に同じものである。マッキノンやロスマンは、江原の表現を借りれば、「胎児＝権利主体」論は、女性に「妊娠する以前においては『自己の身体』の一部であったものが（受精によって）突然『他者の身体』となってしまうという経験を強いることであり」（江原［1996：337］）、そのように「『自己の了解』を一度も問われることなく」自らの身体を「『他者』に属するものとして定義される」のは、「理不尽」だ（ibid：337）と主張しているのである。

一方でマッキノンもロスマンも単に、胎児が自己の一部であることだけを主張しているのではない。両者は口を揃えて、「胎児の存在とは曖昧で両義的なものである」と指摘する。この主張を、母親にとっての胎児は「自己」か「他者」かどちらかである、と理解したのでは不適切である。胎児が脅威と感じられる妊娠後期においても胎児は「自己のなかの根深い疎外」である。つまり、胎児は母親にとっては自らの身体の一部に他ならない。その意味で「他者」でもなければ「自己」でもない。

しかし、はたしてこれらのフェミニストの異議は、中絶に所有権を援用する（トムソンの）議論に対する批判として適切なものであろうか。

トムソンの議論そのものは、中絶の権利の正当性を訴えるものであり、その点ではフェミニストの主張と対立しない。しかしマッキノンらは、母親と胎児を成人の人間同士の関係になぞらえ、所有権によって中絶を正当化するトムソンの議論に対して異議を唱える。女性の経験においては、胎児とはそのようなものではない、と。彼女らはこのような「異議申し立て」によって、何を伝えようとしているのか。

これらフェミニストの批判に対し、生命倫理学者はこう反論するかもしれない。所有権論を適用した生命倫理学は、胎児の「道徳的地位」を問題にしているのであり、この議論は、女性にとって胎児がいかなる存在であるかどうかといった胎児の「存在論的地位」とは無関係である。

しかしこれは、フェミニストの異議申し立てに対する有効な反論にはならないだろう。なぜならトムソンは、女性とバイオリニストの道徳的関係を説明することによって、母親と胎児の道徳的関係を説明しうると考えている。すなわち、母親にとって胎児は身体につながれた別個の他者であるという、胎児の存在論的地位を前提に母親と胎児の道徳的関係について論じているのである。

トムソンの議論では、妊娠とは身体を独立した人間に貸すこと、もしくは独立した成人の他者によって自分の身体を無断で使用されることである。女性の所有権とは、不法占拠しているバイオリニストを身体から切り離す自由をさしている。つまり、〈私の身体は私のもの〉という主張は、女・性・か・ら・胎児に向けて発せられているというのである。

しかし、マッキノンの議論では胎児は、断りもなく身体を使用している他者ではなく、あくまで自己の一部である。女性は、バイオリニストの存在に「不当」なものを感じるのと同様に、胎児に対して「不当」さを感じるであろうか。「私の身体は私のものだから、あなたのやっていることは不法占拠である」などと。

少なくとも、女性たちが〈私の身体は私のもの〉という主張によって、胎児が無断で女性の身体に寄生していることを告発している、と解釈することは間違っている。マッキノンらは、「女性とバイオリニストの例は、母親と胎児の関係について、そして中絶について何ら有効な説明を与えるものではない」と主張しているのである。トムソンが論じているのは、あくまで女性とバイオリニストの権利と義務関係についてであって、母親と胎児の道徳的関係についてではないのだ。フェミニストの異議申し立てによって、トムソンの議論は根本的な見直しを迫られることは確かである。

ではパーソン論にとって、こうしたフェミニストの議論はどのような意味をもつだろうか。マッキノンもロスマンも「胎児は母親の身体の一部である」と主張する。しかし、これはパーソン論の「胎児＝所有物」論を含意しないことは明らかである。もしマッキノンが「胎児＝所有物」論の立場に立つのであれば、わざわざ「人格ではないが人間の形をした生命体である」(MacKinnon［1991：1316］)などと、主張する必要はない。ここで語られている胎児の地位とは、「胎児＝権利主体」論にも、「胎児＝所有物」論にも回収されえない。よって「胎児の両義性」の指摘は、単に「胎児の存在論的地位」を語っているのではなく、「道徳的地位」をも含んでいるのであり、女性たちの経験において前者と後者は切り離すことができない密接な関係にある、と考えるのが妥当であろう。しかし存在論的に「自己とも他者ともいえない」両義的ということは、道徳的に「所有物か人格か」両義的である、ということを意味しているのではない。母親は存在論的に両義的な胎児と、独特の道徳的関係をもっている、ととらえるべきである。

さらにマッキノンらの議論は、所有権論で自明とされてきた「身体」とは何か、という問題を浮上させる。エンゲルハートやトムソンは、「所有者である母親が身体を制御してもよい」という。しかし、私が所有する「私の身体」とは、一体どこまでを指すのか。パーソン論における「私の身体」とは、胎児が「自己の一部」でしかない「私の身体」である。トムソンが論じている女性にとっては「私の身体」とは、バイオリニストと明確に区別される「私の身体」である。これらの明確な境界をもった「私の身体」と、母親にとっての「私の身体」とは、同じものなのだろうか。胎児の存在論的両義性は、「他者」でなければ「自己」であり、「権利主体」でなければ「所有物」なのか、という二者択一の問い自体が成立しないことを示している。

以上、本章では身体の自己所有権、所有権を中絶に適用したパーソン論やトムソンの議論、そして所有権概念に対するフェミニストの批判を検討してきた。「中絶は母親の所有権の行使として道徳的に正当だ」とする所有権論は、〈私の身体は私のもの〉というフェミニストの主張を代弁しているかのようにみえる。胎児は母親の所有物であるか、母親の身体に結びつけられた他の身体であるが、中絶は母親の所有権によって正当化される。しかしフェミニストは、このような枠組みにおいて、母親と胎児の関係を論じることはできないと主張する。身体の自己所有権としての中絶権の議論は見直される必要がある。

（1）平等主義的なリベラリズムと自由尊重主義のリバタリアニズムは厳密には区別されているが、権利を基底にして社会を構想するという点ではリバタリアニズムとリベラリズムは共通している。本論では、権利基底的という点で、リバタリアニズムもリベラリズムの概念に含むこととする。

（2）自由尊重主義者であるノージックが身体への権利を不可侵のものとするのに対し、第五章で検討するジョン・ロールズは、才能や能力といった生まれつきの資質が個人に不平等に配分されていることは本人の功績によるものではなく、道徳的観点から恣意的（arbitrary）であるとして、それをむしろ共同の資産とみなし、そこから生ずる利益を暮らし向きの悪い人々に与えようとする平等主義的な配分的正義論を説いている（Rawls［1971］）。

（3）森村は病やけがをしている身体を支配できなくなっても、病人の身体はもはや規範的支配権の対象ではないとは考えないから、この三つの要素のうち、ひとつが相対化されたとしても自己所有テーゼは保たれるとする（森村［1995：42］）。

（4）パーソン論のその他の論者としては、Singer（1979=1991）、Tooley（1972=1988）などを参照。各論者によって人格の基準は微妙に異なるが、共通して「自己意識」が人格の要件とされている。

（5）エンゲルハートのいう「道徳的」とは「法的」と同義と解釈してよい。

（6）この問題は、産まれてしまった子どもを殺す権利をもつか否かという、重度障害児の延命治療に対する親の拒否権をめぐる議論とも関わってくると考えられる。

（7）この論理が、「たまたま死んでしまった」という不作為として中絶を正当化するロジックに用いられるのなら、受け入れがたいことは先に述べたとおりである。

（8）リッチは、この著作のなかで以下のように胎児を表現している。「妊娠しているときも、私は体験上、胎児をフロイトの言葉が示すところの内在的なものだとは決して感じなかった。むしろ私のなかにある、私のある部分が、時がたつにつれ、日がたつにつれて離れていって、私とは別の、それ自身の存在をもっていくように感じた。妊娠初期三ヶ月が過ぎて胎児が動くときは、私自身のからだが恐ろしいふるえを起こしたように思え、やがて私のなかに閉じこめられた存在の動きとなってきた。しかしどちらの感覚も私自身の感覚であり、私自身の肉体的、精神的空間を感じさせるものだった」（Rich［1976=1990：88］）。

第三章　身体的統合の平等としての中絶権

――ドゥルシラ・コーネルの試み――

第二章では、身体の自己所有権としての中絶の「権利」をめぐる議論と、フェミニストによる批判を検討してきた。ではたして中絶の自由は所有権から切り離して擁護されうるのだろうか。この難問に答えるべく中絶を「平等権」として再定式化したのが、フェミニスト法哲学者ドゥルシラ・コーネルの『想像の領域』（Cornell［1995］）である。コーネルは、精神分析やポスト構造主義の議論を踏まえながら独自の身体や自己に関する哲学を展開し、フェミニズムの立場からの新たな法哲学のあり方を提案している論者である。

前章での議論との関係からコーネルの議論の特徴をあげれば、以下の二つにまとめられよう。第一にコーネルの議論では、〈私の身体は私のもの〉という主張は、胎児ではなく国家や家父長制に向けられたものである。二つめに先のトムソンのアナロジーを「妊娠という状態の独自性を的確に描き出してない」（ibid：94）と批判し、女性による妊娠の定義の必要性を説いている。その意味でコーネルの試みは、フェミニストの問いをリベラリズムの文脈のなかに統合すべく苦闘した最善の試みのひとつといってよい。

以下では、所有権から切り離して中絶の「権利」を擁護するコーネルの議論を検討し（1節）、コーネルの議論が、所有権の孕んでいた限界を乗り越えうるものなのか考察していきたい（2節）。

1　身体的統合の権利と中絶

コーネルは中絶の「権利」をどのようなロジックで再定義するのか。これを把握するためにまず、コーネルの法哲学を検討してみよう。コーネルの法哲学のキー・コンセプトは、本のタイトルにもなっている「想像の領域」（Imaginary Domain）という概念である。この「想像の領域」は、コーネルが提示するオルタナティブな「人格」概念と深く結びついている。

コーネルは、伝統的な政治哲学においては、「人格 person」とは、他者との関係や自己が置かれている社会的位置と無関係に成立する「実体」として想定されてきたが、このような人格概念は、「自己」を成立させている社会的、象徴的構造を見落としているとする。そして「そこに存在するもの something there ではなく、決して達成されることのない可能性や予期の過程」（ibid：5）として人格概念を再定義する。人格を、いわば他者による承認をとおして構築されつづけるプロセスとして読み替えるのである。

コーネルによればこのような自己の構造を考慮することは、フェミニズム法哲学にとってきわめて重要である。女性は男性のまなざしを解して自己を定義しているため、男性に押しつけられたイメージから自由に自分らしさを開花させることができない。よって、法が女性に自己を想像する「想像の領域」を保障することで、女性が自らのやり方で自己を想像することができるようにしなければならない。コーネルはこのような「想像の領域」の保護によって、「女性的なものの再想像と再象徴化」(ibid : 50) が可能になり、女性に付与された女性性の観念を変えていくことができるとする。(1)

コーネルがこのような法哲学を模索する背景には、これまで法が女性が被っている不平等を解消する方策を見いだせなかったことへのいらだちがある。コーネルによれば、フェミニストの法哲学は、「実質的平等」をとるか、「形式的平等」をとるかという難題の前でいきづまっている。これは、女性性という「差異」の戦略をとるのか、それとも女性にも男性と同様の機会を与える「平等」の戦略をとるのかという対立でもある。しかし、コーネルは形式的平等も、実質的平等の理念も、ジェンダーの平等をもたらさないとする。前者は、(たとえば妊娠するという) 男性と女性の差異を適切に扱えないし、後者は、女性性の本質を新たに定義してしまうことになる。女性自身に女性性を定義する「想像の領域」を与えるというコーネルのこのプロジェクトは、この両者を結合させ、差違か平等かのジレンマを乗り越えるものであるとされる (ibid : 19)。

法が、女性の個体化を妨げる障害を取り除き、女性自身が自分のやり方で自己を定義づける機会を与えることで、性的不平等を是正する。これが修正リベラリズムとでもいうべきコーネルの法哲学である。では、このような哲学のもとに中絶の「権利」はどのように法に位置づけられるのだろうか。

コーネルはまず上述の「人格」同様、「身体」概念を再定義する。構築主義の洗礼を受けたコーネルは、身体を直接的な経験として実体視するようなナイーブな態度をとらない。コーネルによれば、「私の身体」とは、私たちが「それ」を自分のものとして想像するまさにその瞬間に社会的に概念化されるいわば「幻想」にすぎない。

自分の身体を「所有する」ことができるとは思わないし、私たちが身体を実際「所有」しているのだという発想そのものが根本的に幻想的である。しかし、自分の身体を自分の「もの own」と感じることは、どんな自己感覚にとっても必要な投影なのだ（Cornell［1995：85］）。

コーネルはこの「私の身体は私のモノ」という感覚を「身体的統合」と呼ぶ。(2)「身体的統合」とは、いいかえれば「自己」と「身体」の一体性である。「自己」と「身体」の一体性は「幻想」であるだけに、他者による物理的、象徴的暴力によって容易に掘り崩されてしまう。コーネルはこのような例としてエレイン・スカリーの拷問に関する考察を引用してこう述べる。

私たちの生活全般にわたって、私たちが精神と考えるようになったものと身体と考えるようになったものとの間の分裂は常に潜在化していて、われわれの生はこの分裂が潜在的であることによって成り立っている。身体的暴行の場合、自己の統合の感覚は、完全に打ち砕かれる。身体的暴力は恐るべき自己二重性を強いる。……エレイン・スカリーは、拷問について論じる中でこう記している。……「何のために拷問のプロセスが遂行されるのかといえば、それは人間を二つに引き裂くため、絶えず存在はしているが病気と死の窮地にある場合を除いては顕在化しない自己と身体の、『私』と『私の身体』の区別を際だたせるためである」(ibid : 43–44)。

コーネルがスカリーをひきながら言及する「私」と「私の身体」の区別とは、いいかえれば私の精神における身体と、現実の身体の境界である。私が想像する「私の身体」と現実の身体の潜在的区分が明らかになってしまうとき、人はもはや身体を自分自身のものであると感じることはできない。そこで痛み、苦しむ身体はもはや私が思い描いた身体ではなくなっているからである。

コーネルは、このような自己と身体が寸断されるような経験として、拷問以外に自己損傷堕胎を例にあげる。中絶合法化以前には、多くの女性たちが自己損傷中絶に耐えるほかどんな選択肢もない状態におかれていたのであり、中絶の非合法化は、子宮は自己の一部であって自己とは分離していないのだという女性たちの感覚を破壊してしまうという[3](ibid : 44)。

以上のような「自己」についての説明をもとに、コーネルは、胎児の権利を根拠にして中絶を禁止することの不当性を論じる。コーネルによれば胎児を権利主体とみなすことは、妊娠した女性を「胎児の容器」として想像することである。このような想像において、女性の子宮は女性が自己の一部分としてみなすことのできない「さまよえる子宮 wandering wombs」になってしまい、女性の「身体的統合」が破壊される。こうしてコーネルは法が中絶の自由を認めるということで、女性の身体的統合の保障が可能になるとする。

さらに胎児を権利主体とみなすまなざしにおいて、女性は一人格（who）としてではなく、ある身体（some body）もしくはある「モノ」whatに還元されてきた。コーネルによれば「このような象徴化が、人間（男）ではないもの（the not-man）として女性の価値を格下げし、権利主体ではなく、交換の対象として女性を定義している」（ibid：88）。

かくして、コーネルが考える中絶の「権利」の保障は、女性に男性と同様の身体的統合を保障することであると同時に、女性が男性的想像界から「私たち自身」を取り戻し、「客体」から「主体」の位置に上る作業であるとされる（ibid：51）。女性に中絶の「権利」を与えること、すなわち「身体の内側と外側（inside the body and out）、そして何が公的にさらされるかに対する支配を保障」（ibid：65）することは、女性を男性と同様な内的価値をもつ一人格として尊重することに他ならない。中絶が「平等権」である所以である。

以上のように、コーネルは中絶を平等権として定式化することで、中絶を女性のプライバシー権として位置づける現在のアメリカの法制度の不備を指摘する。

アメリカでは一九七三年の最高裁のロウ対ウェイド判決によって、母体の生命保護を目的とする以外の中絶手術を犯罪としていたテキサス州の中絶法が違憲とされ、中絶の決定権が憲法上のプライバシー権として承認された。しかし一九七七年には、非治療中絶への医療扶助の非給付は社会保障法に違反しないという判決が下され、中絶自由化の流れを押しとどめた(4)。そこで、コーネルはすべての女性が中絶できるようにするためには、プライバシー権では不十分だと指摘し、中絶は医療行為を伴い女性の身体や健康に関わるものであるから、中絶を福祉政策の一環として位置づけ政府による公的な保障がなされるべきだと主張する。

妊娠した女性はプライバシーのもとに放っておくことはできないため、プライバシーの規定による中絶の権利を正当化することは難しい。適切な中絶の権利は、正確には国家が中絶する権利に「干渉しないで」なおかつ「干渉する」ようなやり方で論じられなければならない (ibid : 59)。

また、ロウ判決は妊娠期間を三分割し、第一期の禁止は違憲としたうえで、第二期には母体の健康を保護するという利益のために、最後の第三期(妊娠約七ヵ月)には、潜在的な人間の生命を保護するという利益を促進するために中絶を禁止することができるとした。しかし、ロウ判決の後にはこの胎児を保護する利益をもって中絶を制限しようとする動きが相次いだ。

このような中絶制限の動きに対し、コーネルはロウ判決でブラックマン判事が妊娠後期の中絶を規制しうるとしたのは、女性の健康への配慮からで、決して胎児を保護するためではないとし、妊娠後期（第二期、第三期）においても安全な中絶の基本的条件を整えるべきであると主張する(5)(ibid：56–57)。

さらにコーネルによれば、女性の身体的統合の保障という観点からみて、胎児の保護を理由に後期の中絶を制限することも不当であり、妊娠のどの時点であっても中絶は認められるべきである。胎児はいかなる時点でも法的に保護される人格ではありえず、胎児の母体外での独立生存可能性を根拠に政府が胎児を保護することも不当であるとし、母親の体内から引き出された胎児が殺されずに生かされることも許されない。なぜなら、そのような行為は、「女性の基本的な自己感覚を喪失させるのだ」(ibid：68)。コーネルは、子宮と胎児はあくまでも女性の一部なのだから「赤ちゃんを他者の象徴化と想像に引き渡してはならない」(ibid：67) と述べる。

2　コーネルは所有権を乗り越えたか

以上が中絶を所有権から切り離し、平等権として再定式化するコーネルの議論である。これまで象徴的な空間では、女性性は男性によって定義されてきたため、女性は自分の身体を自分のモノとして想像することができなかった。コーネルによれば、中絶権の否定もそのような象徴化のひとつであり、中絶権とは女性を客体から権利主体の位置に格上げするために必要とされる。そして妊娠がいかなるものかは男性ではなく女性によって定義されなければならないという。これは「差異」か「平等」かのジレンマを乗りこえる方策だとされるが、他方でコーネルは、身体的統合を獲得することは、女性を男性と同様に扱う「平等権」だとする。つまり男性に保障されている身体的統合を、女性にも保障しなければならないとする点では、男性を基準にしたモデルに女性を近づけようという「平等」の戦略をとる。

さらにコーネルによれば、身体的統合の破壊、つまり「自己」と「身体」の寸断という自己の崩壊を避けるためには中絶権は不可欠であり、これはプライバシー権という消極的権利ではなく積極的に保障されねばならない権利であるという。

では、コーネルの中絶の「権利」は、所有権による中絶の「権利」と、どのような点で異なっているのか、確認してみよう。所有権のロジックは、

（1）身体は人格が制御でき、かつ人格の正当な所有物である
（2）胎児は母親の所有物である（トムソンの議論はのぞく）
（3）中絶は母親の身体の権利として正当である

というものであった。これと対応するかたちでコーネルの議論を整理すれば、こうなるだろう。

（1）身体は人格が制御できない（がorゆえに）人格にとって身体的統合の感覚は不可欠である

（2）胎児は、女性の想像（imaginary）のもとに置かれるべきである
（3）中絶は母親の身体的統合の権利として正当である

果たしてコーネルの「平等権」としての中絶権の擁護は、マッキノンらが所有権に投げかけた批判を乗り越えるものになっているのだろうか。

まず確認したいのは〈私の身体は私のもの〉という主張を、「胎児」に向けられたものだとするトムソンの議論に対するフェミニストの批判は、コーネルには当たらない。コーネルが批判しているのはあくまで家父長制である。

では「胎児＝権利主体」論、「胎児＝所有物」論に回収しえない胎児の地位については、どうだろうか。コーネルは「胎児＝権利主体」論を否定したうえで、それ以上胎児の存在に対して積極的に語らず、「妊娠がいかなるものであるかは女性の視点から再定義されるべきだ」というにとどまる。この主張は、妊娠した女性の視点を無視して胎児を「権利主体」とみなす議論に対する批判として述べられているものであり、もし妊娠した女性が「胎児は一人の人間であり権利主体である」と定義するなら、それを否定するものではない。しかし、いずれにせよコーネルの議論において、胎児の地位はひとえに女性の「身体的統合」の権利によって決定されるのである。なぜなら、「胎児は女性の身体の一部」なのだから、胎児に対する権利は母親にある。

ここから奇妙な議論が展開される。たとえば、「独立して生存している胎児を殺す権利はない」

とする先のトムソンの主張とは逆に、コーネルは母親は生まれてしまった子どもを「殺す権利」も有するとする。胎児が生きるに値するか否かは、母親の意志によって決定されるべきだとする。

しかしはたして、望んでいない子どもを産ませられた母親には、仮に一歳に成長していたとしても子どもを殺す正当な権利があるのか。また、もし母親が一人しか望んでいないのに双子を妊娠した場合、片方の胎児を殺すことも正当なのか。ここで思い出されるのは、胎児が人格として扱われるか否かは、成人にとっての有用性に依存するという先のエンゲルハートの議論である。コーネルの議論に従えば、妊娠した女性が母親になることを望んでいなければ、中絶はすべて許容されるという。もし第三者が母親の決定を制限するのであれば、それは「私の身体は私のモノ」という幻想を保持する女性の身体的統合の権利への侵害なのだから。ここでコーネルの議論は「胎児＝母親の所有物」論に回収されてしまう。

中絶以外の例で考えてみよう。コーネルの議論を敷衍すると、本人がそれを意志すれば、臓器移植や代理母契約も身体的統合の権利として尊重されるべきだ、ということになる。しかし、ある人がどのようなときに身体を「私のモノ」と思えなくなるかは人それぞれである。売春を望んでいるにもかかわらず、その機会が制限されることも不当な権利の侵害だろうか。この議論は、所有権概念に対するのと同じ疑念をわれわれに生じさせる。「身体的統合とはそこまで重要なものなのか」と。

コーネルは身体概念を再定義し、「身体的統合」という概念によって中絶の「権利」をオルタナティブなものに置き換えようとした。しかし、コーネルは身体の制御可能性と「所有」という概念を否定しただけで、「身体は、身体の所有者が制御してよい」という所有権と同じ自由を主張する。「この身体は私のモノである」と意志する主体が、その身体を支配することが正当だとする点で、所有権を用いたパーソン論と同様の規範的主張をおこなっているのである。身体的統合の権利とは、要するに身体の持ち主である人格の意志を尊重すべきである、ということなのだから。身体は、それを自らの身体であると意志する人格の自由になる。

そしてコーネルの議論においては、胎児には意志がないことがあらかじめ前提にされているのだから、「胎児と身体の所有者は母親である」というに等しくなってしまう。コーネルは胎児を「母親の所有物」とみなす所有権論の射程を抜け出ることはできない。身体的統合の概念とは、「私の身体」の境界を自明のものとみなすことでしか成立しないものであるから。

（1）　コーネルは、自らの理論をリベラリズムとは位置づけていない。しかしつづく『自由のハートで』（1998=2001）では、自らのプロジェクトをジェンダー不平等是正のための「広範な義務論 broad denotology」と呼んでいることからも、義務論的倫理によって社会制度の構築を試みるリベラリズムの一環に位置づけていいだろう。

（2）　コーネルはこの「自己」と「身体」の関係を、ラカンの鏡像段階に依拠して説明している。ラカンによれば、幼児は、他者のまなざしに映し出された身体、つまり自己の身体として他者に差し出された虚像を想像的に獲得することによってアイデンティティを形成する。コーネルはこのラカンの説明は、ラカンが分析したように発達のある段階で完了することはありえず、大人になっても、われわれは自己としての身体の投影と、他者によるその承認を必要としつづけるという（Cornell［1995：40］）。

（3）コーネルはこうした自己を寸断する分裂の経験は、結局は病気や医学的治療に関連したあらゆる経験の中にあることは確かであるが、自己の身体的統合の権利がより尊重され、患者が単なる病気の身体ではなく、ひとつの「自己」として扱われるようになると、本源的自己感覚が壊されることは少なくなることが多くの研究によって示されているという（Cornell［1995：46］）。

（4）また一九七七年には公立病院における非治療的妊娠中絶の禁止も合憲とされている。詳細は石井（1994）第四章を参照。

（5）この点に関しては、第七章で扱うドゥオーキンのロウ判決の解釈との差異に留意。ドゥオーキンによれば後期の中絶を規制しうるのは、州が生命の神聖さの価値を擁護する権利をもつからである（Dworkin［1993=1998］）。

第四章　「身体」の再編

第二章では、所有権の概念と所有権を中絶に援用した生命倫理学の諸論、所有権の概念に対するフェミニズムからの異議申し立てを検討した。所有権を用いる場合、「胎児＝所有物」論か、「胎児＝権利主体」論のどちらかを前提にしなければならない。マッキノンらは、「胎児＝権利主体」論を、胎児は自己の一部であるとも他者であるともいえないという胎児の両義性をもって批判する。母親と胎児の関係を、「女性と女性につながれたバイオリニスト」の関係によって論ずることはできない。つまり、妊娠した女性にとっての「私の身体」とは、バイオリニストにつながれた女性にとっての「私の身体」ではないのだ、と。

第三章では、所有権ではなく、身体的統合の権利として中絶を正当化するフェミニスト法哲学者ドゥルシラ・コーネルの議論を検討した。コーネルは所有権論の前提にある人格が身体を所有できるという事実を否定する。しかしコーネルが唱える「胎児＝母親の所有物」論の射程を出ていない。

所有権の概念に向けられた批判は、そのままコーネルの議論にも向けられることになる。

要するに、所有権であろうと身体的統合の権利であろうと、「母親が身体の所有者である」とする限り、「胎児は母親の所有物」にならざるをえない。胎児は人格ではないが生命であるというマッキノンらの異議申し立てに対する有効な解答は、個別の身体の権利を正当とするリベラリズムの議論においては、見いだすことはできなかった。一体それはなぜなのか。本章の課題は、この謎を解くことにある。

1　〈対象としての身体〉から〈私が存在する身体〉へ

これまで考察してきたように、リバタリアンが主張する自己所有の論理においては、人は身体を「自己」の意志によって制御する道徳的自由を有する。この規範は、人が身体を「直接支配」（森村［1995：41］）できるという事実から、正当化される。

一方でコーネルは、人格は「私の身体は私のモノ」という幻想をもつ権利を有しているとする。「自己」は身体を直接支配・所有はできないが、「所有できるという幻想」をもつことは自己の感覚にとって不可欠なのだとする。

どちらの議論においても、「自己」と「身体」の区別と、「身体」が精神としての「自己」に従属している、ということが前提にされている。その意味で「身体」とは、身体を制御しようとする

「自己」（私）に属する（belong to）「モノ」なのである。この点では、所有権論とコーネルの議論の間に差異はない。

しかしはたして「私」と「私の身体」の区分、そして「身体」の「自己」への従属とは、自明なものなのだろうか。「身体的統合」は、「権利」といえるほど、われわれの生にとって不可欠な要件なのだろうか。

英米圏の理論が築き上げてきた「権利」の概念や、その前提にある「自己」や「身体」概念に批判的検討を加えようとする試みは、日本の理論家たちによって数多くおこなわれているが、ここでは熊野純彦（2001）の議論を伝手《つて》に考えてみたい。[1]

熊野は「所有」という概念が成立する条件を問う過程で、「私」と「私の身体」との関わりを以下のように論じる。

> 身体が道具として記述される次元はじつはそれ自身が両義的なのであって、一方では道具であるかぎりでの身体はたしかに「私」からなにほどかへだてられ距離をもちうるものであるにもかかわらず、他方でまさに道具として十全に機能している身体そのものはふたたび「私」からの距離を喪失し（足が歩いているのではなく、私が歩いている）、あるいは逆に「私」から遠のいていく（熊野［2001：96］）。

このように身体を制御しようという「意志」が介在するとき、「私の身体」は対象として浮かび上がってくる。しかし身体が十全に機能しているとき「私の身体」は対象としての距離を失ってしまう。さらに熊野によれば、「私」と「私の身体」の区分が不明確になってしまうのはこのような場合だけではない。痛みつづける身体、病に冒された身体からも「隔たりがとり払われてしまっている。……疾病に冒されているとき、身体が、つまり私そのものが病んでいることを感じずにはいられない」（ibid : 98）。そのとき、われわれは「身体を所有（possess）しているのではなく、身体によってとり憑かれて（*be possessed*）」（ibid : 99）いるのだ。われわれの身体への能動的な働きかけは、こうした「受動性」を乗り越えることができない。熊野はこのような考察をへて、身体の自己所有という理念は挫折するという結論にいたる。

以上の「所有」という概念をめぐる熊野の論考は、「所有」という概念と同時に「身体的統合」という概念も挫折することを明らかにする。

「私の身体は私のモノ」と思える身体的統合の感覚とは、「私」が想像する「身体」と現実の身体との機能が一致したときに獲得される。正確には、「私」の意志が身体を制御しようとするときにのみ「私の身体」は対象として成立するのだが、私の想像における「身体」と身体の機能が一致したときにしか、身体的統合は獲得しえない[2]。

逆にいえば、われわれは、それが評価の対象とならない限り、概念として成立していない名前のない身体をとおして生きている。〈対象としての身体〉とは異なる次元にみいだされる身体、これを〈私が存在する身体〉と呼ぼう。〈私が存在する身体〉においては、「自己」と「身体」、「私」と「私の身体」と区分は消失してしまう。

このように身体的統合は自己の感覚にとって不可欠な要件である、という議論は見直しを迫られる。コーネルは、拷問において、そして妊娠した女性が自らの子宮を「胎児の容器」とみなされるとき、「自己」と「身体」が寸断される経験をするという。だがこうした自己を寸断する分裂の経験は、病気や医学的治療に関連したあらゆる経験の中にある。(3) 身体の像を獲得していない乳児や病に冒されている人にとってだけ、身体的統合は獲得しえないのではない。われわれは、空腹を感じたり、眠気に襲われたりするとき、「私」の意志でそれをとめることはできない。身体の変化に合わせて、立ち止まったり休んだりする。「私」が「私の身体」を制御しているのではなく、身体によって「私」「自己」が規定されている。コーネルは身体的統合によって安定した「自己」の感覚が守られるというが、その意味での安定した「自己」を一時的にしか成立させることができないのが、われわれの生の現実である。

実は、身体を所有権の基礎としたロックでさえも、「所有」という概念は、ある条件のもとでしか成立しないと指摘している。

人間は、自分自身の生命への権力を持っていないのだから、協約によるにせよ、彼自身の同意によるにせよ、自分自身を他人の奴隷にすることはできないし、また他人の絶対的で恣意的な権力に自分自身を委ね、他人の好きなように生命を奪われることもできない……いかなる者も自分自身のうちに持っていないもの、つまり自分自身の生命を支配する権力を、他人に譲り渡すことはできない（Locke［1689=1980：206–207］）。

ここで論じられているのは「生命」であり、「身体」ではないが、「身体」のない「生命」なるものは存在しえないのであるから、この二つは厳密には区別する必要はない。重要なのはロックがここで「自分自身のうちに持っているもの」と「持っていないもの」を区別しているのであり、前者にだけ所有の概念が当てはまることを指摘していることである。つまり身体が所有権の対象となるのは、身体の能力を利用して「労働」し、労働によって獲得された財を譲渡したりする場合のことだけである。自らの能力で作り出すことのできない「生命」や「身体」は、「私の所有物」ではありえない(4)。

身体を「所有」するということ、そして「身体的統合」という経験を、もはや自明視することはできないとき、身体に対する権利を基礎づける根拠は、どこにあるのだろうか。

2　胎児と「私の身体」の境界

ここまで所有権論の基礎にある〈対象としての身体〉概念の限界をみてきた。では以上の考察を、胎児と母親の関係をめぐって所有権論やコーネルの議論が孕んでいた問題とどのように接続することができるだろうか。

所有権論には胎児の両義性から批判が向けられた。コーネルの議論もかかる批判を乗り越えるものではなかった。これは、リベラリズムにおける「身体」概念がもつ限界として理解することができる。再度、ロスマンを引用してみよう。

赤ちゃんは、母親の内部に植え付けられているのではなく、彼女の肉体の肉であり、彼女の一部なのである。おそらく、不本意な妊娠のごく初期の場合、卵それ自体が彼女の一部分であったように、赤ちゃんは彼女の一部分であり拡張可能性をもち、あるいは脅威さえ与える部分なのである。あるいは、おそらく、望まれた妊娠の終わりには非常によくあることだが、赤ちゃんは彼女の不可欠な部分であり、彼女の存在の大事な要素であるかもしれない。もし、妊娠をこのように考えるならば、権利の議論は不条理である。それは、他の存在の権利に対置されたひとつの自律的存在の権利ではなく、彼女自身の部分に対立する女性の根深い疎外である（Rothman［1989：160－161］）。

このように自己とも他者ともいえないものを身体に宿すとされる妊娠の経験とは、制御の対象として明確な境界をもった「私の身体」の崩壊を語っている。妊娠とは、身体が他者化していく過程であろう。「私の身体」は一義的に定義しえないものであり、「私の身体」の境界は不明になっていく。いつから一個が二個に増えたのか、遡及的にふりかえっても明確に把握することはできない。そして、食べ物を摂取するとき、どれだけを自己が所有し、どれだけを胎児が所有するのか。空腹を感じるとき、栄養を欲しているのは「私の身体」なのか、「胎児の身体」なのか。

さらに、中絶を「身体」への支配権の行使とするリベラリズムの議論と切り離すことによって、母親にとっての胎児との道徳的関係をも論じることができる。女性にとって、胎児は自己と別個の「人格」ではありえないし、自己の身体に寄生（perasite）している他者でもない。同時に、自己の臓器の一部でもない。胎児は自己の一部であり、同時に他なる生命である。

ローザンド・ペチェスキーによれば「胎児との関係は消し去ることのできない親密な（intimacy）ものであ」り、「胎児との関係は現実（real）なものであるゆえ、妊娠の全期間を経験したうえで、出産しその子を養子に出すことは、女性にとってトラウマになる」という（Petchesky［1986：350］）。さらに中絶に直面した女性に関するキャロル・ギリガンの調査において、一度子どもを養子に出したことがある女性はこのように述べている。「私が再度の養子縁組に耐えられる可能性はまったくなかった。私は頭を整理するのに約四年かかった」（Gilligan［1982=1986：150］）。もちろん、実際に出産し養子に出すことと、中絶することとの意味は異なるであろう。しかし、たとえ養子縁組を避けて中絶を選んだとしても、胎児との共生関係を一定期間過ごした女性にとって、それは悲劇的なものとして経験されるかもしれない。少なくともコーネルが論じるように中絶によって自己の感覚を守ることなどできはしないだろう。

もちろん、胎児の社会的・法的な地位は、単に女性の経験のみから根拠づけることができるわけではない。しかし、女性の主観的経験を無視しえないことは確かである。「胎児が何者であるのか」は、こうした経験の言語化をへて、再定義される必要がある。

以上のような欧米の第二波フェミニズムのリベラリズム批判を、それより早い時期に女性の経験を言語化する試みのなかで表現した日本の女性に森崎和江がいる。森崎は「胎児と二重になっている」妊娠を、「単独者」の「崩壊」の意識（森崎［1962：59］）として語る。

妊娠しました時に、それまで娘の頃から「私は」と考えていた、その「私」というものの内容が……相当に変化しているのに気づきました。……妊娠してみると「単独な我」といったものとは何かちがった「私」というのが芽生えてきている。なんだかこう、今までの「私」ということだけではどうも説明のつかないような感情というのか、感覚というのか、広い領域があるのに気づきます（森崎［1970：254］）。

3　〈私の身体は私のもの〉再考

以上、リベラリズムの権利論における「身体」と、フェミニストによって妊娠や中絶をめぐって論じられる「身体」の差異をみてきた。それでは、フェミニストが中絶の自由の獲得のために訴えてきた〈私の身体は私のもの〉という主張の意味は、いかに理解されるべきなのであろうか。

従来フェミニズムの〈私の身体は私のもの〉という主張における「私の身体」とは、所有権論における「身体の自己所有」の論理と結びつけられてきた。この論理においては、胎児は母親の所有物であるか、もしくは透析のためにつながれたバイオリニスト＝「別個の権利主体」であった。このような論理に対し、フェミニストは「胎児と母親との関係はそのようなものではない」と主張してきた。

他方〈私の身体は私のもの〉を所有権から切り離したコーネルが問題にする「私の身体」とは、精神と区別される実体としての「身体」ではなく、精神において想像された「私の身体」のイメージであった。このような「身体」観、正確には「自己」観のもとにコーネルは、身体の所有者は身体を想像する主体である母親なのだから、母親の身体的統合の権利を保障せよ、という。コーネルの議論においては「身体的統合の権利」の宛名は家父長制や胎児を人格としてみなす「まなざし」である。しかし、そのような「権利」が正当なのだとすれば、それは母親の身体に対する決定を全面的に受け入れるということを意味する。すなわちコーネルは、妊娠した女性が自らの身体をどう制御しようとも、他者が制限を加えることは一切不当である、という。結局コーネルのこの議論は、身体を制御しようとする「自己」の「身体」に対する「独占的な決定権」を認めている点で所有権論と同じ規範を主張しているのであり、その意味で「胎児＝所有物」論が持つ問題をそのまま引き継いでいる。〈私の身体は私のもの〉＝「胎児は私のモノ」という所有権論の論理との差異化に成功していない。

〈私の身体は私のもの〉は、所有権論ともコーネルの身体的統合とも切り離される必要がある。ではフェミニズムが主張してきた〈私の身体は私のもの〉とは、どのような主張として理解されるべきなのか。「権利主体」としての胎児の位置づけに対するフェミニズムの批判を再度検討してみよう。「胎児は人間（human）の形をした生命体である」とするマッキノンは以下のように主張する。

胎児が子宮にいる限り、胎児は妊婦との関係によって定義されるべきである。胎児の地位は、女性の地位でもある。胎児の法的な地位は、妊娠している女性の法的、社会的地位と切り離して論じることはできない（MacKinnon［1991：1316］）。

ここでマッキノンが指摘しているのは、胎児を法的権利主体とみなすことが、必然的に母親の法的、社会的地位をも決定してしまう、ということである。胎児を権利主体とみなすことは、江原が指摘したように、自己の身体が「『自己の了解』を一度も問われることなく」「『他者』に属するものとして定義され」るという「理不尽」な経験を強いるものである（江原［1996：337］）。そして、「自己の身体」の一部に「他者」と同等の配慮をするよう法的に義務づけられ、さらにこの義務の不履行が法的な処罰の対象となることを意味する。だからこそ、フェミニストは〈私の身体は私のもの〉として「胎児≠権利主体」と主張してきたのであるが、この「胎児≠権利主体」論は、「胎児＝所有物」論と同一視されてきた。しかし、フェミニストが「胎児≠権利主体」を主張するのは、「胎児は価値を有しない」との道徳的地位を否定するからではなく「胎児は女性の一部でもあるのだ」という事実が重要だからである。法的権利主体とされる胎児が存在しているのは、紛れもなく母親にとって「私の身体」であり、胎児の権利主体性をもって中絶が法的に制限されることで、重大な影響を被るのは女性の人生なのである。

しかしこの文脈における「私の身体」は、従来の「所有権の対象」としての「私の身体」や、コーネルのいう想像上所有される「私の身体」ではない。〈私が存在する身体〉、すなわちその身体においてしか私は生きていくことができない、という意味で、それは私の身体である。車が故障したなら、新しい車を買い換えればよいが、「私」は今の「私の身体」から、他の身体に鞍替えすることができない。自己と身体は所有関係にはないが、両者は切り離すことができない関係にある。だからこそフェミニズムは〈私の身体は私のもの〉と主張してきた。こうした観点から身体への権利は再定義されるべきであろう(5)。

ではコーネルが例に出した、拷問における精神と身体の分離という経験がもつ残酷さについてはどうだろうか。確かに私の身体を制御できるという幻想を保障されることに一定の道徳的重要性があることは否定しないが、それは程度の問題である。「自己」と「身体」を徹底的に分裂させるような身体的暴力は「身体に対する危害の禁止」という原則によって制限されればよい。またコーネルは、中絶の制限は女性を自己損傷中絶に追い込み、女性の自己の感覚を破壊するものであるとして身体的統合の保障の重要性を主張するが、これに関しても同様である。自己損傷堕胎は精神的苦痛と身体的な危険を伴うものであるから中絶の自由は保障されるべきである、と主張すればよい。「身体的統合」や、「自己所有権」の概念を手放しても、身体への危害の不当性や身体の安全・健康を保障される権利は主張できる。

妊娠・中絶の主体は女性である。身体は「自己」の所有物ではなくそれをとおして「自己」が生きていかざるをえない自己の基盤である。その意味で〈私の身体は私のもの〉は正当な主張であり、国家や夫が中絶を制限する、もしくは強制的に妊娠させ出産させることで、女性の生き方を制御することは明らかに不正である。しかし、ここで道徳的重要性を与えられているのは、リベラリズムが前提とする「自己」と分離されたものとしての「身体」の自由ではなく、「自己」そのものの自由であり、従来の「身体」への権利ではない。中絶の自由は、身体を所有する権利からは切り離される。

（1）　ここで検討する熊野の論考は、熊野（2000）でも簡潔に展開されている。

（2）　同様の角度から自己決定権と「身体」の関係を論じたものとして、加藤（2001b）参照。ただし加藤はコーネルの議論に対して肯定的な解釈をしている点で、本書とは異なる立場をとっている。構築主義を経由しながら身体の物質性について論じた加藤（2001a）も興味深い。

（3）　しかし、コーネルは「自己の身体的統合の権利がより尊重され、患者が単なる病気の身体ではなく、ひとつの『自己』として扱われるようになると、本源的自己感覚が壊されることは少なくなることが多くの研究によって示されている」（ibid：46）ということから、自らの理論は正しいのだ、と主張する。

（4）　ただしロックの場合は、生命は神の被造物、という前提がある。

（5）　このような観点から身体の自己決定権を再定義したものとして立岩真也（1997）の議論がある。立岩は身体や生命の不可侵性は、私的所有の作為→制御・取得とは逆の論理によって正当化されるとする（立岩1997：102–172）。つまり、身体は自己にとって感受されるものであり「他者」であるが、「私が私のものであることと切り離しがたくあり、あることの一部をなして」（ibid：110）いる。よって、人格「Aの意味が失われてしまうようなAのもとにあるａ（身体「引用者」）をBは制御してはならない」（ibid：122）とする。立岩の議論は大変興味深いものであるが、「Aの意味が失われてしまう」とは、どのような状態を指しているのかは立岩の議論では明らかではない。立岩の議論に対する検討は別稿を期す。

Ⅲ　プライバシー権をめぐって

第II部では、「身体を所有する権利」としての中絶の「権利」について検討した。第III部では、「プライバシー権」としての中絶の「権利」に照準する。

ある行為がプライバシー権として承認されるということは、国家がその事柄に対する個人の決定について刑法上の罰則、あるいは懲罰的な規則を制定できないことを意味する。中絶のプライバシー権は、国家が女性の産む・産まない決定に介入することを禁ずる。中絶は個人の自己決定に委ねられるべきである、と。これは、〈産む産まないは女《わたし》が決める〉というフェミニズムの主張と重なり合う。しかし一方でフェミニズムのなかには、中絶のプライバシー権に対する批判的な主張もみられる。

プライバシー権を根拠づけているのは、リベラリズムにおける公私の分離原則である。リベラリズムにおいて、多様な価値観をもったひとびとが共生するための公的なルールとして「権利」は要請される。他方権利の枠内、すなわち「私的」な領域では個人は最大限自己の幸福を促進してもよい、とされる。中絶を女性のプライバシー権として認めるということは、女性という個人の幸福（利益）の追求を擁護することを意味する。これに対しフェミニストは、中絶の自己決定とは、単に母親の利己的な関心からだけでなく胎児や他の子どもの人生にとって何がよい選択なのかという観点からなされている、とプライバシー権の概念に異議を唱える。中絶がプライバシー、「私の問題」であるとされるときの「私」「自己」とは何か、という問題をフェミニストは問いつづけてきた。

これらのフェミニズムの異議申し立ては、リベラリズムのいう中絶の「権利」に対するどのような批判として位置づけるべきなのだろうか。そして、これらの異議申し立てはリベラリズムの概念において中絶の自由を論じることの限界を指し示しているのだろうか。以下ではこのような観点から中絶のプライバシー権に対する検討を加えていきたい(1)。

第五章では、リベラリズムの公私の分離原則と、プライバシー権としての中絶の「権利」の概念について検討し、つづいてフェミニストのプライバシー権に対する異議を検討する。第六章では、中絶の決定をめぐって女性たちが採用する倫理は、「権利」の概念が前提にする「自己」のあり方では説明できない、とするキャロル・ギリガン（Gilligan［1982=1986］）のケアの倫理をめぐる議論をとりあげる。ギリガンの主張はリベラリズムのプライバシー権に対するどのような批判として位置づけることができるのか、考察する。第七章では、中絶を宗教的自由の問題として位置づけ、プライバシー権を再定義するリベラリズムの理論家ロナルド・ドゥオーキン（Dworkin［1993=1998］）の議論を検討する。ドゥオーキンは、ギリガンらフェミニストの議論も踏まえたうえでリベラリズムを再構成している。

（1）中絶のプライバシー権をめぐっても、所有物か権利主体かといった胎児の地位は争点になりうるが、胎児の地位をめぐってはⅡで検討してきたので、以下では省略する。

第五章　公私の分離原則とプライバシー権

本章では、中絶のプライバシー権の位置づけを明確にしてみたい。まずリベラリズムの公私の分離原則を支えている「正の善に対する優位」テーゼと中立性の原則（1節）（2節）について概観し、このリベラリズムの原理において「個人」とはどのようなものとして概念化されているのか考察する（3節）。つづいてプライバシー権と中絶との結びつきについて検討し（4節）、最後にフェミニストが中絶のプライバシー権をどのように批判してきたのか（5節）をとりあげる。

1　正の善に対する優位

「自分のことは自分で決めるべきだ、決めてよい」リベラリズムにおける自己決定の原理の正当性は、公私の分離原則――個人に委ねられる問題と、政治的、公共的に扱われるべき問題の区分

――の上に成り立っている。ここではこのリベラリズムの公私の分離原則を支える「正の善に対する優位（the primary of justice over the good）」テーゼについて検討する。

リベラリズムは、他者と共存していくためのルール――「正義（権利）」――に、個人の特殊な生き方の構想――「善」の構想――よりも優先的な独立した地位を与える。これは、ジョン・ロールズ（Rawls［1971］）によって「正の善に対する優位」として定式化されて以来、リベラリズムの根本的定義として採用されているものである。「正義（権利）」とは人びとが自己の幸福な生を追求するために要請されるルールであり、自己決定権の規範的根拠といえるものである。では、「正の善に対する優位」とはいかなるロジックによって支えられているのか、ロールズの『正義論』（Rawls［1971］）からみてみたい。

無知のヴェール

リベラリズムの動機は、人々の善の構想の多元性という事実（「多元性の事実」）にある。現代社会では人々の物質的な利益のみならず、価値観も多元化し、相互に対立し合っている。リベラリズムの目論見は、このような社会における社会的協働の枠組を見つけることである。すなわち、誰もが自分自身の「善き生」の構想に従って自己の生を形成する自由を不当に抑圧されていると感じることなく、自己の自由に対する国家の制約を受容しうる仕組みが求められる。ではいかにして、それぞれが非共約的な善の観念をもつ社会で、人々の共生を可能にするルールを導出できるのか。

ロールズは契約によって公正なルールを導出するための装置として、原初状態（original position）なるものを仮定する。原初状態は、無知のヴェール（the veil of ignorance）という道徳的制約の下にある。無知のヴェールのもとでは当事者は、社会での地位や、性別、人種、階級、年齢、能力など自己に関する知識を奪われている。さらに彼らは、自分の人生の目標が野球選手であるとかとりたててワインが好きだといった、自己の善の構想や人生における価値、意向、企図さえも知らない。参加者の公平性を害する可能性のあるすべてのものが、参加者自身の目から隠されているのである。しかし彼らはいかなる善であれ、それを極大化するのに役立つ基本財（primary goods）があることは知っており、原初状態においてできるだけ多くの基本財を獲得するための合理的選択をおこなうのである。

ロールズは、人間が自分自身の人生のプランを実現しようとして共同体を結成している、という事実だけから、正義の原理は演繹的に基礎づけられるとする。当事者たちは、実質的な公正や正義の原理について吟味するのではなく、無知のヴェールのもとでただ合理的に選択する。結果として、合理的に選択された原理は手続き的なもの、すなわちすべての歴史的社会的な文脈と結びついた各人の善の構想から独立した、公平な正義の原理となる。

契約論の用語法の利点は、正義の原理とは合理的な個人が選択する原理とみなされ、またこのような方法で正義の構想は説明され正当化される、という考え方を伝えていることである（Rawls

[1971：16])。

以上の原初状態という仮定によって「公正な共同の体系としての社会」の原理は導き出される。すなわちロールズのいう公正、正義とは、自由で平等な人々が自由に全員一致で選択し、従うことができる基本的ルールである。しかしこの公正は、経験の空間に現実としてみられる現象ではないし、経験の一般化によって得られた観念ではない。原初状態とは、経験的世界の偶然的要素をもたない、われわれの本来「あるべき」状態、すなわち道徳的人格としての社会契約を可能にする装置なのである。

正義の二原理

こうして導出されるのが、各人がそれぞれ異なった善き生を平等に追求するために、基本的な諸権利、自由、機会、収入や富、自己への尊厳など社会的基盤を保障する正義の二原理である。

第一原理

各人は、全ての人の同様な自由と両立する最大限の基本的自由への平等な権利を有するべきである

第二原理

社会的、経済的不平等は、次の二点を充たすように、取り決められるべきである。（a）［後の世代のための］正義に適った貯蓄の原理と矛盾しない限度で、もっとも恵まれない人たちが最大の利益を受けるように、そして（b）公正な機会の平等を充たす条件の下で、全ての人に職務と地位が開かれているように（Rawls［1971：302］）

第一の平等な自由の原理においては、他の人々の自由と両立する限り、最大限の基本的自由への権利を等しく有するべきことが定められる。これらの自由権には、言論や集会の自由、良心の自由、私的所有を伴う個人の経済的自由、などが含まれる。第二原理は、それぞれ（a）「格差原理」（b）「公正な機会均等原理」と呼ばれ、これらは主として平等への要求にかかわる。第一原理がかかわるのは権利と自由の部分であり、第二原理のかかわる領域が、富や収入の配分、社会的地位の獲得である。この正義の原理は第一原理が第二原理に対して優先され、まず第一原理の、自由への平等な権利を第一の基礎として社会制度は構成されなければならないとされる。

ロールズの議論における各人が平等に自由を保障されなければならないという理念は、人間はおのおの自分の善の観念をもち、それを実行しうる点において平等であるという直観に裏付けられており、道徳的人格として二つの能力が想定されている。ひとつは、自分自身の善の観念、善の設計図をもつ能力（合理性）、もうひとつは、共同体の構成原理を遵守する、正義の感覚のための能力

（道理性）である。後者は、人は、他者もまた自分の善とは異なる彼自身の善の観念をもっており、したがって、そのような異なる信念の持ち主である他者と共同して一つの共同体を形成していかなければならないという了解をもっているということである。そしてロールズによればこの正義の感覚をもつことは、善き生の追求に優先しなければならない。

以上が、ロールズのいう「正の善に対する優位」である。個人がそれぞれ独自の善の構想を追求する多元的な社会においては、諸個人が自己の利益を追求するにあたって行使する自由には、限界が定められなければならない。ゆえに、諸個人の主観的な善の観念よりも、「権利」の枠組の承認が先行しなければならないとされる。

2　中立性の原則

「正の善に対する優位」の原理においては、社会の集合的目標や個人の「権利」の内容は、善き生の特殊構想に依存して同定されてはならない。これは、政府が特定の善の構想を優先したり、個人に押しつけてはならないという意味で「中立性の原則」と呼ばれる。この点についてはロールズと並ぶリベラリズムの代表的論者であるロナルド・ドゥオーキンの（Dworkin［1977］）議論を参照してみたい。

ドゥオーキンの政治哲学の根本的理念は、各人の「平等な配慮と尊重への権利（the rights to

equal concern and respect)」である。

政府は自らが統治する人々に対し、苦しみや挫折に陥りうる人間として配慮し、自分たちの生活をいかに営むべきかに関する知的な構想を形成し、それにもとづいて行為できる人間として尊重しなければならない。政府は人々を、単に配慮と尊重をもって扱うのではなく、平等な配慮と尊重をもって扱わなければならない（Dworkin［1977：272–273］）。

ドゥオーキンの著作の翻訳者小林公（1986）によれば、ドゥオーキンのいう「尊重」とは、各個人が自ら選択した一定の善の観念に従って生活を計画し実現していくことに他者が干渉せず、個人の倫理的自律を尊重するという自由（freedom）の尊重を、「配慮」とは個人が不当な仕方で一定の苦痛や損害を被らないよう配慮されるという幸福（well-being）の配慮を意味する（小林［1986：346］）。ドゥオーキンの議論において、この「平等な配慮と尊重への権利」は抽象的な理念、正しさの指標としての役割を果たすものと考えられている。つまり、あるルールが正当か否かは、この「平等な配慮と尊重への権利」を個人に認めているか否かに依存する。そして、平等に各人の権利を尊重するためには、政治権力はいかなる善の構想からも中立であるべきで、「ある市民の善き生についての構想が他の市民の構想よりも高貴であったり、優れているからという理由によって、財や機会を不平等に分配してはならない」（Dworkin［1977：273］）。中立性の原則は、すべての人々に平等に道徳的地位を付与し、個人の道徳的価値（善）に対する法的または政治的差別を否定する。

さて以上がリベラリズムの基本理念である「正の善に対する優位」と「中立性の原則」である。互いに共約不可能な多様な価値観をもった人びとがそれぞれが平等に善き生を送るためには、まず他者とのルール、自己と他者との境界設定をおこなわなければならない。この要請から発明されたのが「権利」の概念である。「権利」として認められた事柄に関しては、各人が自己決定にもとづいて善き生を追求していくことが望ましいとされる。

3　個人の独立性

以上のようなリベラリズムの議論において「個人」、すなわち「自己」と「他者」との関係がどのようなものとして想定されているのか、手短に考えてみたい。

リベラリズムは個人は他者の干渉から自由である「権利」の枠内でこそ、自己の善（利益）を最大限に追求できるとする。ここには、われわれは個別の独立した人格であり、個人はそれぞれ他者と区別される独自の利益をもっているという「個人」に対する一定の見方が横たわっているといえる。フェミニストのロビン・ウエストはこうしたリベラリズムの原則を独立／分離テーゼ（separate thesis）と呼び、皮肉をこめて以下のように述べる。

他者と独立／分離（separate）していることが、われわれの最も望ましく、より価値ある自由を可能にする。個人とは、他者から分離し、他者から自由であることである。なぜなら、私はあなたとは区別され、私の目的、人生、獲得したいものは、誰でもない私のものだからであり、その意味で私は独立していて、自律的であるのだから……もちろんこれは、普遍的な人間の条件である。われわれはそれぞれ切り離されており、それぞれ独自の存在であり、それぞれ自由である。すなわち、われわれは平等に自由なのだ（West［1988：203］）。

このようにウエストはリベラリズムが前提とする個人のあり方を「独立テーゼ」と呼ぶことで、「他者」と切り離された「自己」のあり方に疑念を呈す。このような批判に対しては、リベラリズムは個人が他者と結びつくことや利他的に行為することを否定しない、という反論がなされるであろう。しかし、ウエストが主張するような個人像がリベラリズムを特徴づけるひとつの要素であることは確かである。ロールズによれば「他者と関係しない限り、私の善を最大化するのは私の自由」であり、「好きなように自由に自らの生活計画を立てる」（Rawls［1971：348–9］）ことができる。私的生活においては、自己の善の構想に従い、善を最大化する合理性が、リベラリズムの人間像を特徴づけている。

権利の枠内では各人はそれぞれ善き生を設計し追求する主権者であり、善に対する干渉はパターナリズムとして一蹴される。このような考え方の基礎を提供したのは、ジョン・スチュアート・ミルの「危害原理」である。

> 人類がその成員のいずれか一人の行動の自由に、個人的にせよ、干渉することがむしろ正当な根拠をもつとされる唯一の目的は、自己防衛（self-protection）であるということにある。また、文明社会のどの成員に対してにせよ、彼の意志に反して権力を行使しても正当とされるための唯一の目的は、他の成員に及ぶ害の防止にあるという《ママ》にある（Mill［1859=1971：24］）。

ミルは、自分だけに関わる行動領域と他者に影響を与える（加害性をもちうる）行動領域とを区別し、前者を個人の主権的自由の領域、後者を公的規制・干渉の可能な領域とする。現代のリベラリズムにおいても「危害原理」の基本的な考え方は引き継がれている。ロールズはこのように述べる。

> 少なくとも他者に影響を及ぼさない限り、人が自らの最大の善を実らせ、できる限り自らの合理的な目的を促進するように行動することは、まったく適正である。……個人に関する原理は、自分自身の幸福（well-being）つまり自分自身の欲求をできる限り促進することである（Rawls［1971：23］）。

リベラリズムが探究しているのは、社会を秩序づけるための基底的な規範的原理であり、この原理が個人に要請する規範とは、他人が無制限に個人に干渉したり、その要求を無視してはならないという意味で形式的な道徳規範である。しかしこの規範は、権利によって保護される「実質的」な個人の行動が道徳的に正しいかということには非関与となる。つまり、他者の権利を認めるということは、その権利によって保護された行為自体を「善い」と認めることではない。他者の権利を侵害すれば「不正」なのであるが、他者の権利を侵害しない限り、何がなされようと「不正」ではない。このようなリベラリズムの「権利」によって画された個人にとって他者との関係は、「私は他者の権利を尊重しているか」、「他者の権利を侵害していないか否か」という点から問われることとなる。

リベラリズムのこのような原則に対し、リベラリズムを批判する共同体論者として高名なマイケル・サンデルはこう指摘する（Sandel［1982=1999］）。リベラリズムにおいて同性愛カップルの関係が法律上正当化されうるのは、同性愛カップルの関係に異性愛者間の関係と等しい価値を認めるからではなく、単に同性愛が個人の選択、自己決定であるかぎりにおいてである。つまりリベラリズムにおいては、政治が関与するのはあくまで形式的なルールだけであり、実質的な道徳的、宗教的信念を法に具体化することはできない。よって、たとえ社会の多くの者が同性愛は不道徳であるという見解をもったままであっても、「同性愛の権利の擁護者は、ソドミー禁止法の背後にある実質的な道徳的判断に意義を唱えることも、公然たる政治的論争を通して、同性愛は道徳的に許容できると、同胞の市民を説得することもできない」（Sandel［1982=1999：380］）。

4　プライバシー権としての中絶の位置づけ

プライバシー権を基礎づけているリベラリズムの公私の分離原則を概観してきた。この原則において、中絶の「権利」は女性が自らの幸福（善）を追求するためのものとして擁護される。中絶は女性の「私的」な問題なのであり、国家による中絶の制限や中絶の決定への干渉は不当である。プライバシー権は、このような論理によって支えられている。では、中絶はいかにしてプライバシー権に結びつけられるようになったのか。中絶のプライバシー権をめぐる具体的な言説からみよう。

プライバシー権の定義に関しては、アメリカで避妊具の配布を禁止する法律の効力が争われたアイゼンシュタット事件(1972)におけるブレナン判事の定義にさかのぼることができるとされている。

プライバシー権というのが何かを意味しているとすれば、それは結婚していようがいまいが、子を産むか否かの決定のように個人に影響する基本的な事柄について、個人が不当な政府の侵害から自由になる権利をいう(1)。

このプライバシー権をもって中絶の「権利」を最初に正当化したのが、アメリカの最高裁のロウ対ウェイド判決（1973）である。

憲法はプライバシー権については明示的に述べていない。しかしながら、当裁判所は個人のプライバシーの権利、あるいはプライバシーの一定の領域または範囲の保障を認めてきた。……これらの判決は、つぎのようなことを明らかにしている。すなわち、〝基本的〟または〝秩序ある自由の概念に含まれる〟とみなされる人格権のみが、この個人のプライバシーの保障中に包摂されること。また、その権利は婚姻、生殖、避妊、家族関係そして子の養育と教育に関係する権利に及んでいること。(2)

そしてロウ判決は「このプライバシー権は、女性の妊娠を中絶するか否かの決定を包含するに十分な広がりをもつ(3)」ことを明記し、これによって中絶はプライバシー権として位置づけられることになった。またアメリカでは一九七六年の判決で、夫の同意を合法的人工妊娠中絶の要件とすることは、女性のプライバシー権を侵害するとして違憲とされている〔石井［2003：177］〕。

このように中絶が女性のプライバシー権として承認されるということは、国家であれ、夫であれ、産む産まないをめぐる女性の決定に干渉してはならないということを意味する。これは、フェミニズムが主張してきた中絶の自由にとって、非常に重要な理念となる。

一方で中絶のプライバシー権に対しては、中絶反対派から以下のような批判がなされる。

ロウ判決と同時に出されたドウ対ボルトン判決で〔Doe v. Bolton, 410 U.S.179〕反対意見を述べたホワイト判事は、中絶の「権利」に対し、このように異議を唱えた。［中絶の権利の訴えとは］（［　］は引用者による）「不都合、家族計画、子どもが好きではない、非嫡出子を産むのは恥ずかしい」などの理由によって妊娠を望まない女たちが中絶の権利を主張することであり、私は「胎児の生命または潜在的生命よりも母親と考えられる女性の便宜や気まぐれ、あるいは出来心の方を重視」（萩野［2001：223］より重引）することはできない、と。ここでは、中絶を女性のプライバシー権とすることは、女性の気まぐれや出来心を国家が擁護することを意味する、という解釈がなされている。

また、エリザベス・メンシとアラン・フリーマンは中絶反対派の見解を引用し、中絶反対派は中絶の合法化自体には反対ではないが、「権利」として承認することによって個人の選択に他者が関与できないことを問題にしていると指摘する。

公的な政策として「選択（choice）」を保障するということは、すべての選択に同じ道徳的な重要性を与えることであり、どのような決定も道徳的に非難されえないということを意味する。このディレンマに対応する最もよい公共的な政策とは、中絶を認めながら、なおかつ初期の中絶にも道徳上の誠実さをともなうように規制することである（Heim［1992：699–700］→ Mensch and Freeman［1993：151–2］）。

中絶のプライバシー権とは、先にみた「権利で保障されている個人の選択には他者は関与してはならない」という公私の分離原則を中絶にも適用することを意味する。中絶が女性の権利である限り、その選択に国家や他人が関与することは許されない。つまりどのような理由による中絶であるのかにかかわらず、個人の自己決定は尊重される。ゆえに中絶反対派は、彼らからみて道徳上許容できない中絶に対して制限を課すことができない、プライバシー権を批判する。

以上のように中絶のプライバシー権は女性の自己決定を支持するロジックとして有効である一方、それは女性の気まぐれや「利己的」な判断を擁護するものである、という批判が向けられる。中絶を道徳的に問題だととらえ中絶に反対する論者たちは、中絶を女性の「私的」な問題にしてしまうプライバシー権は許容できないものだと主張する。このようなプライバシー権に対する批判の前提には、女性は単に「私のこと」だけを考えて利己的に中絶を決定している、つまり胎児の生命のことなど考えていないのだ、というとらえ方があると考えてよいだろう。

5　フェミニストのプライバシー権批判

一方で、中絶を擁護するフェミニストの言説のなかにも、中絶のプライバシー権に対する批判は存在する。マッキノンはプライバシー権を批判する文脈でこのように述べる。

女性が中絶の権利を要求しているのは、自らの個人的決定を支配する権利があるからだ、というリベラル派の説明は、女性が自分の服を選択する権利をもっているということを説明する場合にも同じくらいの説得力をもって当てはまるだろう。……中絶論争において形成された胎児の政治的地位をめぐる議論のおかげで、女性にとって善いことと胎児にとって善いことの間には対立が存在するという前提が置かれてきた。しかしほとんどの場合、女性は胎児のためにその問題を解決しようとしているのだから、このような議論は成り立たない（MacKinnon［1991：1316–1318］）。

プライバシー権という枠組みに中絶を置くと、中絶は何を手に入れるか、どこへ行くかといった個人の生き方の選択と同列に論じられることになる。しかしマッキノンによれば中絶の決定とは、赤が好きか青が好きかといった女性の「選択」の問題ではない。なぜなら中絶を決定する女性は単に女性の利益だけを考えているのではなく、胎児にとって善いことは何か、を考えているのだから。女性にとって善いこと＝利益と胎児の利益を区別する議論は間違っているとマッキノンは言う。

またロビン・ウエストは、「権利」の概念は、権利の所有者と権利に保護された行為をコミュニティの関心、判断、理解から隔離してしまい、行為の意味を問えなくしてしまう点で問題があるとする。なぜなら、権利の枠は中絶をする女性の動機、理由、中絶する必要性などをも見えなくしてしまうから（West［1990：81］）とする。そこでウエストはドゥオーキンの「権利を重要視するTaking Rights Seriously」[4]政治に対し、「責任を重要視Taking Responsibility Seriously」する必要性を述べ、責任を根拠にしてリプロダクティブ・フリーダムを擁護するほうが女性たちの経験に即しているとし、以下のように述べる。

女性たちが生殖の決定に関する自由を必要としているのは、他者から干渉されないように権利を擁護するためだけではなく、しばしば、他者との結びつきを強める――責任をもって計画を立て養育できる家族を持ち、外の世界に対して職業もしくは仕事上の責務を果たし、家族や社会を支え続ける――ためでもある。あるときは、中絶の決定が、生命を終らせるという殺人的衝動ではなく、経済的に責任をもつことのできない配偶者や、子どもの養育に無責任な社会や、働く親のニーズに応えたり支援することのできない職場という、厳しい現実によって余儀なくされることもある。他の多くの場合には中絶は暴力的な強姦のために必要とされる。これらのどの理由から中絶がなされるときでも、その決定は、利己的 egoistic 私的 private な関心からなされるのではない。その決定は常に、相互にからみあい、競合しあい、しばしば非妥協的な責任と任務のからみあった網の中でなされている（West［1990：84−85］）。

以上の観点から、ウエストはリプロダクティブ・フリーダムは、妊娠を継続するか中断するかどうかを責任をもって決定する女性の能力を根拠に承認されるべきであり、単にプライバシーの問題、「干渉からの自由」として承認することは不適切であるとする。プライバシー権は他者の干渉の排除を意味するが、女性たちが中絶を選択するのは利己的であるからではなく、他者との関係を重視しているからである。よってプライバシー権の概念は、女性たちの経験を適切に示すことはできない、とウエストは主張する。

このようにマッキノンやウエストは「女性は利己的な判断をおこなっているのではない」という観点から、中絶の自由をプライバシー権として擁護することに対して批判的立場をとる。彼女らの批判は、プライバシー権の「他者が介入すべきではない」という原則そのものに向けられているのではない。むしろ、プライバシー権の帰属する主体としての「自己」が、他者のことを考慮しない利己的な主体を想像させることに対し異議を申し立てている。ではたしてこのような中絶を決定する主体、「自己」のあり方に関するフェミニストの主張は、プライバシー権、そしてリベラリズムの「権利」概念への批判として説得力を有するのだろうか。この点を考察するために次章では、中絶に直面した女性たちに対する聞き取り調査をとおして、リベラリズムに対する批判を積極的に言語化したものとしてキャロル・ギリガンの「ケアの倫理」をめぐる議論とりあげ、フェミニストのプライバシー権批判の核心にせまってみたい。

（1）　Eisenstadt v. Baird, 405 U.S.438（1972）→山田［1987：239］
（2）　Roe v.　Wade. 410 U.S.113（at 152）→石井［1994：119］
（3）　Roe v.　Wade. 410 U.S.113（at 153）
（4）　これは、ドゥオーキンの『権利論』（1977=1993）の原題である。

第六章　「ケアの倫理」とリベラリズム批判

——キャロル・ギリガンの『もうひとつの声』——

前章では、リベラリズムにおける公私分離原則と、公私の分離によって根拠づけられているプライバシー権としての中絶の「権利」が孕む問題を検討してきた。「他者に干渉させない」というプライバシー権の理念は〈産む産まないは女が決める〉という主張と合致する。しかし、プライバシー権として中絶を擁護することは、中絶の決定をめぐる女性の経験と相入れないとマッキノンらは主張する。

中絶を決定する女性たちの思考をめぐる経験的調査からリベラリズムを批判したものとして、キャロル・ギリガンの『もうひとつの声』があげられる。本章では、ギリガンの議論の考察をとおしてフェミニズムのリベラリズム批判の意義を検討する。まずギリガンの「ケアの倫理」の主張を概観し（1節）、ケアの倫理の主張がリベラリズムに対するどのような批判として位置づけられるのか検討する（2節）（3節）。

1　もうひとつの声

ギリガンのこの研究は、ローレンス・コールバーグを代表とする従来の道徳発達理論が男性中心主義であることを指摘し、心理学研究のなかでも重要な位置にある女性の発達の研究が、つねに女性の声を無視してきたことを告発したものである。ギリガンによれば、女性たちは公正さと権利に重きをおいた道徳とは異なり「責任と思いやり」を重要視しているが、この女性たちの判断は権利の道徳にもとづく発達理論においては、つねに男性よりも低い発達段階にあるものとして位置づけられてしまう。しかし、女性が語る判断を「責任と思いやり」＝ケアの倫理という観点から考慮すると、女性たちも高度な道徳判断をおこなっていることがわかるとする。前章でみたリプロダクティブ・フリーダムは女性の責任能力を基礎におくべきだとするウエストも、ギリガンの議論を参照しており、リベラリズムに異議を唱えるフェミニストの主張にはギリガンの議論が色濃く反映されている。

さらにギリガンは、この「もうひとつの声」であるケアの倫理を、リベラリズムの「権利」や「公正さ」を唱える道徳に対抗するものとして扱ったことにより、ギリガンの議論はリベラリズム批判の文脈に位置づけられてきた。ギリガンはケアの倫理と、正義や公正さを強調する権利の道徳と対立を以下のように指摘する。

女性と面接をしてそこでくり返しでてくる道徳的命令は思いやりを示すという命令、つまりこの世の中に「実際にあり、だれもが認める苦悩」を見分け、それを緩和するという責任にかかわった命令なのです。これにたいして男性の道徳的命令は、女性と異なって、他人の権利を尊重し、そうすることによって生命と自己達成の権利を干渉から守る命令であるようみえます（Gilligan［1982=1986：176］）。

このようなギリガンの主張には、女性文化の中で受け継がれる「女性性」を賞賛する「ジェンダー本質主義」（上野［1995：8］）との批判が向けられてきた。しかしギリガンは「異なる声」（もうひとつの声）とは性のちがいによる異なる声という意味ではないとしている。「異なる声」と女性の声とが密接に関係していることは確かであるが、「この両者の関係はけっして絶対的」ではないという（Gilligan［1982=1986：VIII］）。(1) また、「責任」の言語だけではなく、「権利」の言語もまた重要である（ibid：304）と論じており、女性の倫理を男性のそれよりも「『すぐれて』いる」（上野［1995：9］）とは主張してはいない。ギリガンの研究の目的は、従来の道徳発達理論において「見落とされてきた部分に光をあてる」（Gilligan［1982=1986：XVI］）ことなのである。その意味でギリガンの議論は、「女性の経験とその経験が社会的に表現される形態との間にある断層に気づき、女性の経験を表現する言葉を求める」フェミニズムの立場からの「知識批判」として、充分な意義をもつ（江原［2000：128］）と考えられる。本論では女性の経験の言語化をとおしたリベラリズムに対する知識批判としてギリガンの議論を位置づけたい。

では、ギリガンが論じる「権利」の道徳＝リベラリズムに対立する「もうひとつの声」とはどのようなものなのだろうか。ギリガンが引用する女性たちの具体的な声を参照しながら検討してみよう。

ギリガンによれば「責任と思いやり」を重視した女性たちの道徳的判断には、高度に発展していく三段階の変化がみられ、それは以下のような過程からなる。第一段階では女性たちの関心は、もっぱら「自己」の要求や生存に向けられる。このとき「他者」は、自分が抱えている問題の結果に影響するかぎりにおいてだけ関心の対象となるが（Gilligan［1982＝1986：130］）、次第に「他者」が配慮の対象となり、自己の生存のみに配慮をすることは自己中心的であるとしてかつての自己を批判的にとらえるようになる。ギリガンは、このような第一段階から第二段階への移行期をあらわしたものとして、一七歳の少女の言葉を引用する。

妊娠して困ったとは感じませんでした。むしろほんとうにうれしいと感じていたのです。でもそれはわたしがその状況を現実的に把握していなかったからだと思います。わたしは一人ぼっちだったので、自己中心的に考えた要求からのみその状況をとらえていたのです。実際にものごとは、わたしに良いようになってはくれませんでした。わたしは、自分の赤ん坊の世話をして、わたしの一部であるなにものかをもつことができると考えていたのです。でも、わたしは現実的な面を、そしてわたしがひき受けなければならない義務の面をみていなかったのです。それで中絶をしようと決心したのです。なぜなら、子どもをもつということが、どれだけ責任を必要とされることであるのかわからなかったからなのです（ibid : 134）。

この少女は子どもへの責任を負うことができるのか否かをまじめに考えなかった過去の自己を「自己中心的」だったと定義する。ギリガンはこのような他者との関係における自己の「責任」という概念の登場を、道徳的判断の変化の兆しとして位置づける。そして配慮の対象が自己から他者の要求へと変化する第二段階では「人を傷つけないこと」が道徳的問題として焦点化されると述べる。ギリガンはこうした自己の道徳的判断のあり方は、家族や恋人から妊娠をつづけることを反対されジレンマに直面した女性の以下のような言葉に示されているという。

どんな選択ができるというのでしょうか。わからないのです。妊娠をつづけるか、中絶かのいずれかの選択しかないのです。わたしが悩むのは、どちらの選択をしても、自分自身を傷つけるか、まわりの人を傷つけることになってしまうからです。もっとだいじなことがあるのではないか。自分も他人も満足できるようなやり方があればよいのだけれども。しかしそんな手立てはないのです（ibid : 140）。

さらにギリガンは第二段階から第三段階への移行期には、他者への配慮は自己犠牲として批判されるようになり、自己に配慮することは自己中心的ではなくむしろ自己の責任として考えられるようになるという。そして最後の第三段階では「責任」という観念が他人だけではなく自己にも及び、自己と他者の相互依存関係を認識しながらも、自己と他者の区別を明確にしていく。ギリガンはこの段階で、中絶の決定は自己と他者の両方に影響を与える「重大な」選択としてみなされ、(ibid : 166)、女性たちは道徳判断や選択の主体的な判定者としての自己を承認するようになるとし、以下のような女性の言葉を引用する。

まず第一に、決定は、女性が生きていくという観点からなされなければならないと思います。つまりその決定をすることによってどうにかして生きていけるということ、あるいは少なくとも、生きていこうとすることができなければならないと思います。そしてまたその決定は、彼女や彼女の生活のなかで重要な意味をもっている人たちがおかれている状況を考慮した決定でなければならないのです (ibid : 170)。

このように女性たちの判断の過程に、最初は「自己」のみに、次に「他者」に配慮し、最終的に、「自己」と「他者」双方への責任を引き受けるというあり方がみいだせる。このことからギリガンは、中絶のジレンマは「競争関係にある諸権利よりは、むしろ葛藤しあう諸責任から生じてくる」(ibid：25) と述べる。つまり女性が関心を示しているのは、利己的な自己の生存への要求ではなく「中絶の決定に責任をもつか、子どもの面倒に責任をもつかという責任の問題」(ibid：102) であるという。ギリガンによればある女性は、「ひとたび育った生命は、人為的につみとられるべきではない」という彼女の「道徳的」信念と、赤ん坊をもてば想像以上にずっと他人の助けを必要とすることになるという「驚くべき」発見との葛藤を経験する。彼女は子どもを産む「べきである」という道徳的確信をもっているにもかかわらず、それと同時に「一人で子どもを育て、その責任を負うこと」はたんに心理学的な問題として処理できる問題であるかどうか疑うようになる (ibid：154–155)。またある女性は、中絶することよりも子どもをもつことが、むしろ利己的な選択であるとし、このように述べる。「わたしだって、自分の子どもを傷つけたくはありません。でも、子どもを傷つけまいとすることが、子どもをもっと傷つける結果になることだってあるのです」(ibid：181)。そして他の女性は、中絶をする理由——経済的理由、身体的理由、またこのことにかかわっている家族みんなを思いやるという理由がないならば、中絶はできないと述べている (ibid：147–148)。

このように「他人の世話をする責任をひき受けたりすることによって、女性は他人の声に注意を向け、自分の判断に他人の視点を含みこんで」いる (ibid：22)。女性たちの道徳的判断は、「思いやり」と「責任」を中心に置いたものであり、「他者の権利を侵害すべきではない」という「権利」や「公平」にもとづいた道徳とは、一致しない。ギリガンはこうして「権利」を基礎とした道徳理論では、女性たちの判断のあり方を適切に理解することはできないと結論づける。

2　ケアと正義（リベラリズム）をめぐる論争

さて、ギリガンの『もうひとつの声』における主張――中絶に直面した女性たちは責任を重視する道徳的判断をおこなっている――を検討してきた。中絶の決定を迫られている女性たちは、胎児の将来や周囲の家族など他者に対する責任をも含めて、自己がどうすべきか最善の選択をしている。その意味でケアする主体である母親にとって、「私の問題」とは、家族、子ども、胎児の幸福をも含んだものである。ギリガンが示しているのは、このような拡大された「私」のあり方、「自己」と「他者」の関係性であるといえよう。

ではギリガンが主張するように、ケアの倫理と「正義」の道徳、すなわち、ケアする「自己」と、「権利」や「正義」を基礎にしたリベラリズムにおける「自己」のあり方とは相対立するものなのだろうか。

リベラリズムとケアの倫理をめぐっては、ギリガンに啓発された理論家よって後にさまざまな対立軸が指摘されてきた。たとえばフェミニスト政治哲学者セイラ・ベンハビブは、ケアの倫理をめぐる議論は、ロールズ正義論の原初状態では社会的選択をおこなう当事者の道徳性が欠如していることを指摘しているのだと述べる（Benhabib［1987］）。ベンハビブは、ロールズの正義論とケアの倫理の対立を以下のように説明する。ロールズの正義論における道徳において配慮すべき他者とは「一般化された他者」であるが、ケアの倫理において他者とは「具体的他者」である（Benhabib［1987：87］）。「一般化された他者」の視点においては、個人とは誰でも同一の「権利」と「義務」を与えられた理性的な存在であり、Xへの権利を私が持つ場合、他者はXを享受することを妨げてはならない義務をもつという規範が採用される。他方「具体的な他者」の視点をとる場合、他者を具体的な歴史、アイデンティティ、ニーズを備えた存在として想定するため、他者との関係をとり結ぶ際、他者の必要、動機を理解しようとする。そしてベンハビブは道徳的判断とは「具体的な他者」の観点をとらなければ不可能であるとし、「状況から遊離した」ロールズの原初状態における自己は「自己と異なる者としての他者」に配慮することができないため貧しい道徳的判断しかできない、と結論づける。つまり、「一般化された他者」の視点しか採用できないロールズの原初状態における「自己」とは、他者のニーズを適切に認識することができない。それに対しケアの倫理における「自己」は、他者のニーズを認知できる道徳的な自己である。これがベンハビブの主張である。

このベンハビブの主張は説得力を有するだろうか。確かにギリガンが語るケアの倫理の「自己」は、一般化され抽象化された他者ではなく、具体的な他者のニーズに対して耳を傾け、他者のニーズに応えようとしている。その意味でケアの倫理を「具体的な他者」の視点を採用する倫理として位置づけるベンハビブの議論は妥当であろう。しかし、ベンハビブの主張はロールズの議論に対する有効な批判といえるだろうか。ロールズの議論において、無知のヴェールに被われた当事者が契約を結ぶ原初状態が意味しているのは、原初状態の当事者が他者もまた自分の善とは異なる彼自身の善の観念をもっていることを認識しており、他者のアイデンティティや目的に対し同じ関心をもって配慮することできる、ということである。スーザン・モラー・オーキンが指摘するように「ロールズの正義論自体も、とりわけ自分と最も異なる他者に関心を寄せたり、ケアしたりする道徳的人格能力に依拠している」（Okin 1989：247）。その意味で道徳的判断の過程で「具体的な他者」の視点か「一般的な他者」の視点のどちらを採用するのかという区分によって、ケアの倫理とリベラリズムを対立させるのは不適切といえよう。

ケアの倫理と共同体論のアトミズム批判

では、ケアの倫理のリベラリズム批判の意義はどこにあるのだろうか。ギリガンに影響を受けた倫理学者アネット・ベイアーやギリガンを正義論批判の文脈で紹介する川本隆史はギリガンの議論を、「正義」のみを社会の徳として強調するリベラリズムに対する知識批判として位置づける（Baier［1994］）（川本［1995：73］）。これらの議論において想定されているリベラリズムに対する知識批判の担い手とは、共同体の価値（善）にもとづいた「共通善の政治」の必然性を説く共同体論（コミュニタリアニズム）であるが、ギリガンの議論は共同体論の主張とどのような関係にあるのだろうか。もし、ギリガンの主張が共同体論のリベラリズム批判と同じ論理をもつものだとすれば、ギリガンに代表されるリベラリズム批判の立場をとるフェミニズムの主張は共同体論のリベラリズム批判に回収されることを意味する。ギリガンの正義論（リベラリズム）批判の意義を明確にするためには、ケアの倫理の議論と共同体論との相違を検討する必要がある。ここでは共同体論者として高名なマイケル・サンデルが、『自由主義と正義の限界』（Sandel［1982=1999］）において展開したロールズへの批判を参照しながら、考えてみたい。

サンデルはロールズの『正義論』に対する詳細な検討を加えたうえで、正義が社会制度が整えるべき第一の徳目であるとするリベラリズムの「正の善に対する優位」の観念は間違っていると主張する。

サンデルによればロールズの議論では、権利を特定する正義の原理は善き生活のいかなる特定の構想にも依拠せずに正当化されるが、この正義の優先性は、「負荷なき自己 the unencumbered self」といえる特定の人格構想に依拠している。つまりロールズは、共同体や他者との帰属の事実から独立に、あるいはそれに先だって、彼らの個人的利害が同定できることを前提としているのであるが、サンデルによればこの「自己」とは、経験的に同定可能な様々な特徴がはぎ取られた自己である。すなわち、自己の目的や愛着によって定義されない自己であり、自己を定義するのは、ただ選択能力のみである。だからこそ、正義論ではいかなる善の概念からも独立した正義の原理を導出できるとされている。サンデルはこのようにロールズの議論における「自己」を定義したうえで、このような「自己」概念と、それに依拠したロールズの正義論の誤りを以下のように指摘する。

サンデルによれば現実にはわれわれは自己のアイデンティティをもたらしているような諸々の利

害や愛着から、自分たちを切り離すことはできないし、さまざまな責任を引き受けている。すなわち、共同体や他者との関係に「位置づけられた自己 the situated self」である。[2] 位置づけられた自己は、自己を適切に記述するために、家族や共同体を含めなければならないし、また単独の人間存在の内部にある「多元性」に言及しなければならない（Sandel［1982=1999：141］）。このような自己にとって、善き生の構想は恣意的選択の問題ではありえず、自らの目的を特定するためには、間主観的、内主観的な自己理解という反省的熟慮を必要とする。

一方ロールズの「負荷なき自己」は、自己の目標や愛着、コミットメントによって定義されないため、自己の目標や愛着からいつでも自己を引き離して、それらを変更することができてしまう道徳的な反省能力を欠いた自己である。

ロールズの自我は、[3] 構成的特色が乏しいものと考えられ、一定の距離を置いて保持される、偶発的な属性だけを所有しているので、自我のなかには、反省によって、検分されたり、把握されたりするものは、何もないからである（Sandel［1982=1999：299］）。

負荷なき自己は、自己の自律的選択によって決定できる自由を享受しているように一見思われるが、自己を構成しているような価値や目的についての省察をおこなうことができず、他律的に生きるしかない。このようにサンデルは、ロールズの議論のようにわれわれは「まず最初に独自の個人」

なのではなく、「まず他者との道徳的、認識論的結びつきが先に」あるのであり、このような「位置づけられた自己」からは、いかなる善にも依拠しない正義の原理を導き出すことは不可能だとする。

サンデルが攻撃しているのは、共同体は独立した個々人の結合の産物であり、そしてその共同体の価値はこうした個人たちを結びつける諸条件の「正義」によって評価されるべきだ、というロールズの根本的立場である。ロールズは、共同体や他者と切り離されたものとして「自己」を概念化するが、サンデルはこのような原子論的個人主義＝アトミズムを経験的、規範的立場から批判する。

以上がサンデルのリベラリズム批判であるが、確かにこの主張は、ギリガンのリベラリズム批判とよく似ている。ケアの倫理における「自己」もまた、他者との関係のなかに位置づけられた自己である。中絶の決定は熟慮も反省も必要としない選択なのではなく、他者との紐帯と責任から切り離された存在ではない。自己がどのように生きるかは、他者の生のあり方に影響を与えるし、また他者の生が自己のあり方を規定する。ギリガンの調査の対象者たちは、このような相互関係において自己に帰せられた「責任」をまじめに受け取り、自分がなにをすべきなのか反省的熟慮をとおして発見する道徳的主体といえる。

しかしはたしてギリガンのリベラリズム批判は、共同体論のリベラリズム批判に還元されるのであろうか。ケアの倫理の主張は共同体論と同じように、他者への愛着や道徳的紐帯を重視し、共同体や家族が個人の生に対して持つ価値を強調しているのだろうか。そのような意味でケアの倫理と、

「正義」の道徳＝リベラリズムとは対立するのであろうか。

しかしギリガンの主張を共同体論に還元してしまえば、以下のような理由でケアの倫理のリズム批判の意義を不鮮明にしてしまうだろう。

まず第一にリベラリズムは共同体論の批判を受け、アトミズムを否定したうえで正の善に対する優位というテーゼを維持しつづけている。ロールズはサンデルの批判を受けて、『正義論』での「一般的で包括的な諸理説」を手放し、特定の人格構想や哲学に依存しない「政治的リベラリズム」へ転向した[4]（Rawls［1993］）。第二に井上達夫はサンデルの批判をとりこみ、「自己解釈的存在」としての人間を基礎としたリベラリズムを展開している（井上［1999］）。井上はサンデルの「位置づけられた自己」は「負荷なき自己」の自己省察能力の欠如にその批判の真価があるとして、「位置づけられた自己」を「自己解釈的存在」と再記述すべきだとする。そして、自己解釈的存在に基づけば、サンデルの議論に反して共通善の政治は導出されない。伝統は前解釈的な与件ではなく、それ自体解釈を要するものであり同じ伝統の内部でもわれわれの解釈は遅かれ早かれ分化していく。つまり、伝統は「複生」の過程に置かれており、共通善の政治を導く、単一の基盤にはなりえないとする（井上［1999：160］）。

このようにロールズが、特定の人格論を手放すことで存続をはかろうとしたのに対し、井上はより強い人格論を前提とすることでリベラリズムを修正した。両者とも「正の善に対する優位」というテーゼは手放しておらず、その意味でリベラリズムの根本的テーゼを維持している。もちろんこれらの「修正された」リベラリズムに対する批判の可能性が閉ざされているわけではないが、この点は本書の射程ではないし、本書が扱えるテーマでもない。ここで確認できるのは、リベラリズム理論家も「アトミズム批判は妥当」との裁定を下しているということ、しかしリベラリズムはアトミズムを前提としなくても、その一貫性を維持しつづけうることのみである。リベラリズムが、経験的主体としてのわれわれのあり方——さまざまな責任を伴っており、それゆえ自省能力や道徳的判断能力をもった人格——を否定しない、もしくはこうした人格を前提にして再構成されうるなら、共同体論のリベラリズム批判はもはや有効性を失っている。

そして上述の井上の議論を念頭におけば、ギリガンが言及する女性たちのあり方は「位置づけられた自己」ではなく「自己解釈的存在」によってよりよく説明されることがわかる。女性たちは「他者のニーズに耳を傾けて」もいるが、単に道徳的紐帯だけを重視しているのではなく、自己に帰せられた責任を批判的に再吟味し、最終的には自己と他者の区別を明確にし自己にとって最善の決断をしている。「ケア」の主体とは、所与の価値や伝統から距離をとり批判的に再吟味できる井上のいう「自己解釈的存在」なのであって、サンデルのいう「位置づけられた自己」ではない。よってギリガンの議論を共同体論によるリベラリズム批判に回収することはできない。

3　ケアの倫理と再生産責任

以上ギリガンのリベラリズム批判の意義を、ベンハビブとサンデルの議論を参照しながら考えてきたが、ケアの倫理のリベラリズムの対立点はみいだせなかった。ギリガンのリベラリズム批判の真価を、別の角度から考えなければならない。

ギリガンは述べる。女性たちが直面しているのは、権利の葛藤ではない。迫られているのは、「胎児への責任」か「中絶の決定への責任」かという「責任の二者択一」である。

ギリガンのこの指摘は非常に重要であるが、私はギリガンは「責任」を抽象的に扱いすぎたところに問題があったと考える。ギリガンの調査において女性たちが問題にしている胎児への責任とは、子どもを産み育てる責任、すなわち「再生産責任」である。再生産責任に目を向けると、ケアの倫理とリベラリズムの対立を、公私の領域区分、すなわち家族と家族以外の領域の区分と絡めて分析する必要がでてくる。

ケアの理論家ベイアーは、リベラリズムの問題は、非選択的な関係を軽視している点にあると述べる（Baier［1994］）。ベイアーによればリベラリズムは、道徳的な義務を、平等な人格が自由に選択した関係から生じるものとして想定している。しかし、相互の依存と紐帯によって特徴づけられる家族関係においては、子どもが親を選べないように、親も子どもに対する責任を自由に選択できない。中絶の選択も、「自由な選択」ではなく、子どもの父である男性、他の子どもとの関係という制約のもとで、なされている。こうした点からベイアーは「〝もうひとつの声〟とは、潜在的な親の声」（Baier［1994：30］）であるという。新たな生命をこの世に誕生させるか否かを決定する際に、自分の生と同時に、家族の生について配慮せざるをえない。だからこそ、中絶という決定において「ケアの倫理」が採用される。その意味で、親子の関係をリベラリズムの想定する個人と個人の関係と同様のものとして論じることには無理がある。

以上のベイアーの指摘は重要であるが、対立点は「選択的な関係」「非選択的な関係」なのだろうか。ウィル・キムリッカはもう一歩踏み込んだ分析をしている。キムリッカによれば、ケアの倫理をめぐる議論が指摘しているのは、リベラリズムが責任能力のある主体を前提にして組み立てられているということである。リベラリズムは、道徳的義務の源泉を、客観的不公正に求めるが、これは自己の目標への責任を引き受ける能力をもつ人格を想定しているからである。ロールズは自己の無責任によって生じた苦痛や、自己の選好に対して他者に責任をとるよう求めることは理に適っていないとするが、キムリッカによればこれは「他者に頼らなければならない人々へのケアを正義の視野から除外する場合にしか説得力がない」（Kymlicka［1990=2002：439］）つまり、ロールズは大人しか想定せず、「病人、身寄りのない人、子供を不用意に視野から除外」（ibid：439）しているのだとする。

キムリッカのこの主張は説得力を有する。当然のことながら、胎児が生命をまっとうさせようとする展望は、親に大きく依存している。女性たちがケアするのは、「自己」のあり方と無関係に存在しうる「他者」ではなく、「自己」に依存している存在者について考えざるをえないからである。

このように考えるなら、ケアの倫理をめぐる議論が問題にしているのは、リベラリズムの原理の適応範囲の問題であるといえる。リベラリズムが探求しているのは、公的領域における独立した人間同士の関係であるが、これは私的な領域における人間の道徳的判断を適切に説明することはできない。

ではギリガンのリベラリズム批判をふまえて、前章でみたフェミニストの中絶のプライバシー権に対する批判をどのようにとらえるべきであろうか。マッキノンやウエストが中絶のプライバシー権を批判してきたのは、リベラリズムにおける「権利」が帰属する主体としての「自己」の概念が孕むこのような限界を指摘したかったからであろう。責任を重視するケアの倫理は、他者に頼らなければならない存在——ここでは胎児や子ども——にケアしなければならない女性に割り当てられた再生産責任から生じるものであり、女性たちは中絶を決定する際に、「自己にとって善いこと（利益）」だけでなく「胎児や他の子どもにとって善いこと（利益）」を考慮している、考慮せざるをえない。ゆえに葛藤している。単に中絶を女性のプライバシー権とすることで、「中絶によって母親は自己の利益のみを追求しているのだ」と解されることは、中絶の自由に対する批判を招くばかりか、再生産責任を課された女性の立場に対する適切な理解を妨げることになる。このような観点からフェミニズムはプライバシー権以外の概念で中絶の自由が擁護される必要性を説いているのである。

公私の領域区分を乗り越えて

一方ケアの倫理の主張をめぐっては、「ケアの倫理」からは「女性とケアの伝統的な結びつきを断ち切る論理が出てこない」（野崎［2003：166］）と、女性の自律を擁護するリベラル・フェミニズムから批判される。しかしケアの倫理の主張は、女性とケアの本質的な結びつきに着目するものではない。女性が相対的に男性よりもケアを重要視しているのは、親業を担っているのが、女性、母親だけであるからである。その意味で、ケアの倫理はジェンダー非関与に構成されれば「女性とケアの伝統的な結びつきを断ち切る論理」にもなりうると考えられる。先のベイアーは、こう指摘する。

女性に、家と子どものケア、養育責任を課す限り、リベラルな道徳は公的な道徳でありつづけるだろうが、それはリベラルな道徳から排除された者たちの貢献から目をそむけることに他ならない（Baier［1994：25］）。

このようにケアの倫理とリベラリズムの対立は、伝統的に男性と女性に割り当てられてきた役割の区分によってもたらされたものと考えることができる。ケア＝他者への配慮は、性別役割分担のもとで母親という役割に課された「責任」なのであり、再生産責任の不平等な分配が、リベラリズムとケアの倫理の対立をもたらしている。ケアの倫理をめぐる議論は、こうした告発を可能にするのである。

その意味で、フェミニズムはケアの倫理の価値を消極的にとらえるよりも、男女の間で、ケアの倫理をも平等に分配し、ケアが過剰に母親に割り当てられている状況を改善することが望ましいと考えられる。アメリカの法学者メアリー・アン・グレンドンは、「ギリガンの調査した女性たちの道徳的ジレンマの中心には、妊娠と子育てに対する道徳的物質的サポートを男性が拒絶しているという事実がある」（Glendon［1987：52］）と指摘し、もし、妊娠と子育てに対する道徳的、物質的サポートがあれば、「責任」にまつわる葛藤も軽減されると述べる。ギリガンの調査した女性たちにとって、考慮しなければならない「私」、「私の問題」とは、子どもやお腹の胎児の幸福をも含んだものであった。このように母親が「私」の範囲を拡大せざるをえない状況は、性別役割分担のもとでの再生産責任と深く結びついている。なぜ、「男性がケアの倫理をもたないのか」ということも問題化されなければならないのである。

しかし、再生産責任が平等に分配されたとしても、再生産責任自体が消え去るわけではない。やはり親子という関係においては、「権利」よりも「責任」概念が適切であるかもしれない(5)。グレンドンが指摘するように、「ケアの不平等な分配」の原因は、女性だけに中絶の決定の責任を与えていることにもあると考えられる。もしかりに、女性だけではなく、男性にも中絶の選択の決定をせまるなら、男性も同様に「責任」を重視するかもしれない。ただし女性が、父親である男性や周囲の家族の介入から自由に決定できることも重要である。よって、男性にも責任を共有させながら、最終的な決定権を母親である女性に与える方策がとられる必要がある。いずれにせよ、ケアの倫理が示している問題は、性別役割分担のもとでの再生産責任の分配という文脈において、扱われなければならない。

以上みてきたように、中絶に直面した女性たちが採用する倫理や「自己」のあり方とは、リベラリズムの「権利」概念の主体の「自己」とは異なる、とするギリガンの主張は真摯に受け止められるべきである。しかし繰り返すが、ケアの倫理のこうした主張は、家族や共同体における愛や道徳的紐帯の価値を称揚することや、男女の本質的差違や性別役割分担の正当化に直結するわけではない。養育や子育てといった再生産領域における人間の相互の関係を語るためには、公的領域とは異なる言語が必要とされるということである。

もしかりに、私的領域の親子関係における道徳や「自己」と「他者」の関係のあり方を「特殊」なものとするのではなく、普遍的な個人の性質に含めるなら、公的領域においてリベラリズムと異なる「責任」や「義務」の体系が要請されるだろう。こうした試みはロールズの道徳的人格に「ケアする能力」を含めるべきだとするエヴァ・キッティ（Kittay［1999］）の議論などですでにおこなわれている。女性が再生産責任から被る不平等を是正していくためには、他者への責任や義務、自己と他者の関係のあり方が、公的領域と私的領域の再編を含め見直される必要があることは確かである。

（1）　ギリガンによれば女性が男性と異なる道徳的判断をおこなうのは、「自己主張を控え、他者に思いやりを示すべき」とする女性に割り当てられてきた伝統的な道徳を彼女たちが内面化しているからであり、道徳的判断にあらわれる男女間の差は、ジェンダー化された役割と期待の付与という社会的作用の結果として説明されている。さらにギリガンは「同性のあいだにも相反する「異なる声」が聞こえる」と指摘している（Gilligan 1982=1986：VIII）。

（2）　サンデルの訳（1982=1999）では situated は「状況づけられた」と訳されているが、「状況に位置づけられた」との日本語訳のほうが適切であるため、本書ではこれを省略し「位置づけられた」と表記する。

サンデルによれば、位置づけられた自己の目的は、この自己が属する共同体の共通善の一部であり、自己の生を意味づけるために紡ぎ出す個人史的物語は、自己の共同体の、より大きな歴史の中に織り込まれている。それゆえ、「位置づけられた自己」という人格構想は、共同体の中で一定の役割を果たすことが、個人の生の不可欠な一部であるとする「構成的共同体観」を導くとする。共同体論とリベラリズムの論争に対する検討は、本書課題ではないので、省略する。

（3）　邦訳では self は「自我」と訳されているが、自我 ego と区別される「自己」の訳が適当と考え本書では「自己」と表記することにした。

（4）　理説の一般性とは、社会の基本構造以外の広範な哲学的諸問題への適応可能性、包括性とは人間の思想と行動全般の指針となる価値の構想を含むということである。『正義論』がこのような包括的哲学に依拠していたのに対し、「政治的リベラリズム」は、特定の人格論や価値論など超越的に設定された哲学的真理に依拠しない。正義の概念は、立憲民主主義の歴史と伝統が形成した公共的文化ではぐくまれてきた一定の基本的な諸理念に立脚するとしている（Rawls 1993）。

（5） このことをもって、私的領域に権利や正義を持ち込むことがすべて不適切だということにはならない。家庭内暴力や幼児虐待の問題など、私的領域に対して正義と法の介入——公的領域における原理を導入すること——は必要である。

第七章　宗教的自由としての中絶の「権利」

――ドゥオーキンの『ライフズ・ドミニオン』をめぐって――

前章ではギリガンの「ケアの倫理」をめぐる議論から、中絶のプライバシー権に対するフェミニズムの批判の意味を明らかにしてきた。中絶に直面した女性たちは自己の生への責任と他者の生への責任のあいだで葛藤しており、このような「自己」のあり方は、合理的に自己利益を追求する「権利」の主体として想定されている「自己」とは異なる。ギリガンの主張をこのようなリベラリズムに対する批判として位置づけた。さらに本書ではケアの倫理の主体が経験する葛藤を女性に課された再生産責任と結びつけて解釈する視角を提示し、このような女性の経験が言語化され理解されるためには、従来のプライバシー権以外の概念で中絶の自由が擁護される必要があると結論づけた。

ではこうしたフェミニズムの異議申し立ては、リベラリズムにおいて中絶の自由を論じることの限界を指し示しているのだろうか。それともこのような異議申し立てに応えうるリベラリズムの

「権利」の再定義は可能なのだろうか。この問いに対する解答を得るために、本章ではリベラリズムにおいて中絶のプライバシー権を再定義した試みとしてロナルド・ドゥオーキンの『ライフズ・ドミニオン』(Dworkin［1993=1998］)をとりあげたい。(1) ドゥオーキンは、中絶を共同体の「モラル」(2)の問題として位置づけたうえで、宗教的寛容の立場から中絶の「権利」を擁護するという荒技をやってのける。この議論にはこれまで検討してきたギリガンやマッキノンの主張も参照されており、フェミニズムのリベラリズム批判に対するリベラリズムからの応答の書として位置づけることができる。

ドゥオーキンの議論の特徴は「権利主体」としての胎児の地位を明確に否定し、胎児を「生命(life)の神聖さ」という「価値」を有する存在として位置づけたうえで、中絶の「権利」を擁護している点である。ドゥオーキンによれば、中絶反対派だけではなく中絶に賛成するフェミニストも、胎児を含めたあらゆる生命に神聖さという価値があることを認めている。しかしフェミニストは生命の神聖さという価値を承認しているからこそ、むしろ中絶を擁護するのだ。彼はこう主張する。一見矛盾するこの議論の鍵は、lifeという概念にある。ドゥオーキンの議論においてlifeは、日本語における「生命」だけでなく、「生」「人生」をも意味するものとして使われており、胎児の生命だけでなく女性の人生も「神聖な価値」を有するlifeである。以下ではドゥオーキンがこの価値の議論をもとにどのようなロジックを用いて中絶の「権利」を再定義するのかを検討し(1節)、この議論が、どこまで従来の中絶の「権利」への異議申し立てを乗り越えるものになっているのか

（2節）考えてみたい。

1　「価値」問題としての中絶

まず、ドゥオーキンがこれまでのリベラリズムの議論とどの点で差異化をはかろうとしているのか確認しておきたい。ドゥオーキンは本著作において、正義や法をめぐる一般的な理論から実践的応用をおこなうのではなく、人々の道徳に関する具体的な論争から、理論を再構成しようとする。前者が外側から中へ（from the outside in）という方法であるとすれば、ドゥオーキンがとるのは「内側から外へ」（from the inside out）という方法である（ibid : 41）。そしてこの試みの斬新さは、彼が人々の持つ「価値」のレベルから中絶問題を再構成した点にある。この点に関してはトマス・スキャンロンの『ライフズ・ドミニオン』の書評の以下の一節がわかりやすい。

道徳哲学の主流は、もっぱら権利、義務、利益の観点に焦点を合わせてきた。しかし、ドゥオーキンのこの著作は、非人格的価値を主眼にした道徳哲学の重要な起点となるだろう。ドゥオーキン自身、権利や利益を強調してきた主要な論者であったが、彼はこの本で、人々の慣習的な道徳的直観と、（学問としての）道徳哲学の間の大きな隔たりを認識したのである（Scanlon［1993 : 46]）。

これまでリベラリズムは人々の競合する諸利益はどのようにかなえられ、調整され、妥協されるべきかという問題にとり組んできた。しかしドゥオーキンは中絶問題を論じるには、権利や利益といった正義の問題だけを問うだけではなく、人々の慣習的な道徳的直観、すなわち、なぜ人間の生命や人生が重要なのかといった人々の抱く「価値」の問題を問わなければならないとする（Dworkin［1993=1998：253］）。その意味でドゥオーキンは、胎児の「権利」か女性の「権利」かといった「権利」の概念で中絶問題を論じる従来のリベラリズムの限界を乗り越えたうえで、リベラリズムを再構成することを自らの課題として引き受けているといえよう。

「独立的価値」

では、中絶をめぐる人々の道徳的直観は具体的にどのようなものとして説明されるのだろうか。ドゥオーキンの議論をおってみよう。周知のとおりアメリカでは中絶合法化以来、中絶の是非をめぐって、保守派、リベラル派による激しい対立が起きてきた。一方の保守派＝中絶反対派は、胎児は生まれた瞬間からモラル上の権利主体であり中絶は殺人であると主張する。他方リベラル派＝賛成派は、胎児は単なる細胞の集合であり中絶は道徳的に正当だと主張する（ibid：13）。しかし、ドゥオーキンによればこの対立は必要以上の対立であり、人々を実際に分裂させている不一致点はそれほど正反対のものではない。双方の陣営とも実は、人間の生命は本来的な価値を有していると考えている点では一致している。このことを、ドゥオーキンは以下のような概念を用いて説明する。
ドゥオーキンによれば、人々は胎児の「権利」を根拠にした——胎児は殺されない利益と権利をもっており、中絶は胎児の権利を侵害するが故に悪であるという——「派生的価値」から中絶に異議を唱えているのではない。中絶をめぐって人々が問題にしているのは、人間の生命は「本来的で(intrinsic)固有の(innate)価値を有しており、それ自身神聖なもの」(ibid：15)という「独立的価値」である。

そして、中絶が「独立的価値」の問題であることは、人々の中絶をめぐる具体的な考え方によく表れている。たとえば、中絶反対派も母体保護が必要な場合は中絶は許容されるべきであると考えているし、レイプや近親相姦による妊娠の場合も道徳上許容されると考えているが、このような「例外」の許容は、胎児は生きる権利を有する人であるという信念と矛盾する。逆に中絶賛成派も、中絶を道徳上正当とみなしているわけではなく、中絶をしないことによって、他の重要な価値が危機に瀕することを恐れている。彼／女らは、中絶はささいな(trivial)あるいはつまらない(frivolous)理由では決して容認されるものではなく、ある種の重大な損害を回避する場合をのぞいては、正当化できないものと考えている。

フェミニストの主張

ドゥオーキンは、以上の人々の中絶に対する意味づけはリベラル派の代表であるフェミニストの主張からも裏付けることができるとする。これを証明するためにドゥオーキンはまず、中絶をプライバシー権として承認したロウ対ウェイド判決にフェミニストが反対する理由を検討する。ドゥオーキンによれば、マッキノンはプライバシー権に訴えることは二つの意味で危険であると述べる（ibid：82）。第一にセックスは私的な事柄であるという主張は、政府が寝室のドアの内側で女性に起こった出来事に法的関心を持ってはならないということを意味するが、実際にはそこで女性はレイプされたり暴力を振るわれたりする。第二に、中絶は私的な事柄であるという主張は、政府は一方で貧困な妊婦の子どもの出産に対しては経済的援助をしながら、他方で中絶に対しては経済的援助をする責任を持たないことを意味する。ドゥオーキンは以上のマッキノンの主張は、プライバシー権の意味を狭くとらえすぎているのだと批判する。彼によれば、プライバシーとは確かに私的な場所や私的な秘密に関する事柄を意味することもあるが、それはまた「個人的決定に対する支配（sovereignty）」をも含意している。すなわちプライバシー権はレイプや性的暴行を受けない権利をも保障するものであるから、第一の批判はあたらない。また第二の批判に対しては、プライバシー権は権利保持を価値あるものにするための経済的諸条件を確保することに関して政府が何ら責任をもたない、ということを含意しないのだから、プライバシー権によって中絶の「権利」を基礎づけるのは正当なことだとする（ibid：84–85）。

また、ドゥオーキンはマッキノンの以下の一文を引用してこのように述べる。

妊婦と胎児の関係の独特の性質を無視し、母親の視点を軽視し、彼女の立場を地主やバイオリニストに結合された女性の立場と同一視することによって、プライバシーの主張は、とりわけ妊娠中の女性の特別に創造的な役割をあいまいなものにしている（MacKinnon［1991：1316］）。

ドゥオーキンによれば、このようなマッキノンらフェミニストの基本的主張とは、女性が性的に従属していることを中絶論争の中心的論点に据えるべきだ、というものである。フェミニストは、女性と男性が平等になれば、「その場合の胎児の地位は女性自身が意図し望んだ結果としての創造《ママ》のものであるということがより一層真実になるであろうと主張するが」、女性たちが中絶を「自らと一体化させていたものを破壊するという自己破壊の一種」として認識できないのは、「極めて多くの性交がある程度レイプによるものであり、妊娠が極めて創造的努力でなく非創造的従属の結果だから」（Dworkin［1993＝1998：88］）と主張する。

ドゥオーキンはフェミニストの主張をこのように位置づけたうえで、このようなフェミニストの主張を「言い過ぎ」として一蹴する。ではなぜ「言い過ぎ」といえるのか。ドゥオーキンはその根拠は明確にせずに「この主張は出生において父親の果たす役割には全く考慮を払っていない」（ibid：88）と一言述べるにとどまる。

そして、プライバシーに訴えることは、「妊娠が特殊な関係であるということの意味や、多くの妊婦が妊娠中の胎芽に対して持つ、相反する複雑な態度の性質の意味を否定すること」にはならないとし、フェミニストのプライバシー権批判は有効ではないと結論づける（ibid：88）。

一方でドゥオーキンはフェミニストの議論は彼の議論を支持する重要な論点を提示していると主張する。たとえば、リプロダクティブ・フリーダムは、責任を基礎におくべきだとするウエストの主張は、「自らと他者との結び付きを強める（strengthen her ties to others）という目的や、夫が経済的に責任をもつことができないという理由や、社会的に出産休暇が義務づけられていないという理由」があれば、女性は他の人（＝胎児）を殺すことが許されるという主張ではなく、「適切な意味をもった根拠づけなしに人間の生命を破壊することは無責任なことである」（ibid：90）ということを承認しているのだとする。

またドゥオーキンは、ギリガンの調査した女性たちは子どもに対する責任や自己についての責任にも言及しているが、「より抽象的な種類の責任について」も語っているとする（ibid：93）。

中絶は人間の生命の本来的価値――神聖さ、不可侵性――の破壊であり、それ故に、他の人間（＝妊婦）の生命の本来的価値が、中絶に反対する（against）決定によって破壊されないかぎり、中絶はモラル上深刻な悪とされるのである。ギリガンの調査対象者達は、皆その深刻な矛盾を検討し、それに対応していたのである。彼女達は皆、とりわけ自らの（own）生命の本来的価値に対する責任の大きさを測り、その関連性の中に彼女らがなすべき恐るべき決断を位置づけることに努力していたのである。そのうえで彼女らは、「新しい生命を切り捨てて彼女らが価値ある生活を送り、かつ自らに責任をもった人間として生きるという決断が、全ての生命に敬意を示すためのより大きな挑戦の一要素となるのか否か」を検討することに努力していたのである（ibid : 94）。

ドゥオーキンはこのようにギリガンが調査した女性たちは、自らの生命の本来的価値に対する「責任」についてまじめに考えたうえで中絶の決断をおこなっているとし、これはドゥオーキンの議論を裏付けるものだとする。ここで述べられている「生命の本来的価値」という概念は、ドゥオーキンの議論の鍵となっているのだが、この価値についての議論は以下で検討する。

このようにフェミニストの主張を検討したうえで、ドゥオーキンはフェミニストのプライバシー権批判は有効ではないとし、中絶をプライバシー権として位置づけることは正当だと結論づける。他方でドゥオーキンはフェミニストも、人間の生命は「本来的な価値」を有しており、人間の生命の破壊を伴う中絶は元来悪い出来事である、ということを承認しており、これは中絶論争において問われているのは「独立的価値」であるというドゥオーキンの議論を裏付けるものであるとする。

さて、以上がリベラリズムに対してフェミニストが投げかけた異議申し立てに対するドゥオーキンの解答である。このドゥオーキンの主張をどう受けとるべきであろうか。この点に関する検討は後にまわして、ひきつづきドゥオーキンの議論をみてみよう。

生命の神聖さの価値とは何か

ドゥオーキンによればこのようにフェミニストも含め人々は生命を破壊する中絶は本来的に悪だと考えている。なぜなら人々は生命の本来的な価値を承認しているからである（ibid：114）。では、人間の生命には本来的な価値があるというのはどのようなことを意味するのだろうか。これを説明するために、ドゥオーキンは価値という概念について検討する。ドゥオーキンによれば、「価値」には以下の三つの区分が考えられる。ひとつめに、その物がもつ有益さや能力ゆえに有する「道具的価値」、二つめにたまたま私にとって価値のある「主観的価値」。三つめに人々がたまたまある事柄を楽しんだり、欲したり、必要としたりすることとは独立した「本来的価値」である。たとえばある人の生命の価値を測る際に、その人の存在がどの程度他の人々の利益に奉仕しているかという観点で判断する場合、人々の生命の価値を「道具的」なものとして考えている。また、ある人の人生にとって個人的な価値を有している場合、――私にとって愛する家族や友人の生命に価値がある場合――それは生命がもつその人にとっての「主観的価値」（個人的価値）といえる。しかし、人間の生命とは「道具的価値」や「主観的価値」を有しているか否かにかかわりない価値、すなわち「本来的価値」を有している。そして人々があらゆる生命は神聖で不可侵なものと考えるとき、人々は生命の本来的価値を承認しているのである。ドゥオーキンはこう述べる。

さらにドゥオーキンは、この本来的価値である「神聖さ」の核心は、その物や人につぎこまれた「投資」や「創造の過程」にあるという。たとえば、芸術に対する敬意は、それらの物がどのように生み出されたのかということと独立して考慮された結果に対してではなく、その過程や業績や企画に対して払われる価値の中に存在している（ibid：129）。

そして、人間の生命が「神聖さ」を有するのは、それが自然の創造的な投資と人間の創造的な投資の結果だからである。彼によれば、「人間という生命体の生命は、たとえそれがどのような形状や形態のものであれ、敬意と保護を受けるに値するものなのである。なぜならば、人間の生命が表現するものは複雑で創造的な投資努力だからである」（ibid：137）。

このようにドゥオーキンは本来的価値である生命の「神聖さ」を創造的な投資努力と結びつけることで、次になぜ生命の破壊が悲劇的なのかを説明する。ドゥオーキンによれば、大多数の人々は死の悲劇に対して、直観的には次に述べるようなものを前提として考えている。

人々は成功する人生にはある種の自然の道筋があると考えている。それは、単なる生物学的成長――懐妊、胎児の成長、そして幼児――に始まるが、その後、生物学的形成だけでなく、社会的・個人的訓練と選択により決定される過程を通って、少年時代、青年時代、更に成年時代の人生へと成長発達を遂げ、さまざまな種類の人間関係と才能を満足させることで頂点に達し、通常の生存期間を経過した後、自然死によって終了するというものなのである。この通常の人生の過程が早死にやその他の方法により挫折させられる時、通常の人生の物語を作りあげている自然と人間の創造的な努力の投資が破壊されるのである（ibid：143）。

ここでの鍵は「挫折 frustration」という概念である。死が悲劇的なのは投資が破壊される＝挫折するからだ。ドゥオーキンはこう述べる。そしてこのような悲劇の基準は、早死にに対する人々の直観からも説明されるという。たとえば人々は遅い段階での中絶や流産のほうが早期のそれよりも一層悪い出来事であるし、一〇歳の子どもの死のほうが幼児の死よりも一層悪い出来事だと考えている。なぜなら人々は、生命が始まった瞬間からその生命につぎこまれた投資が大きければそれだけ悲劇も大きいと考えるから、人生に対して重要な個人的な投資努力をした後に起こる挫折の方が、その前に起こる挫折よりも深刻なものととらえられている。他方でその投入した投資努力が実質的に満足された後や、あるいはほぼ満足された後に起こる挫折の方がより深刻さが少ない。この死亡した時の年齢と悲劇の程度の関係としてグラフに表すならば、「誕生してから子供期の後半又は青年期の初期のある時点までは上昇し、次いで少なくとも中年期の極めて初期までは水平線をたどり、やがて最晩年期に至るまで下降する」(ibid：142)。

さらにドゥオーキンによれば人生が挫折する可能性は、早死にに以外にもある。それは他の「失敗」、すなわち「身体的障害、貧困、間違った企画、取り返しのつかない失敗、訓練の欠如やひどい悪運」(ibid：146) である。これらは早死にと同様、人生の「挫折」であり、悲劇であるとされる。

中絶と生命の神聖さ

つづいてドゥオーキンは以上の生命の神聖さとその破壊の悲劇さにまつわる理論から、人々の中絶に対する意味づけを説明する。なぜ人々はあらゆる生命には神聖な価値があり、それゆえ中絶は悲劇的であると考えているにもかかわらず、中絶に賛成するのだろうか。ドゥオーキンはこの問いにこう答える。中絶に反対か賛成かという中絶に対する人々の見解が異なるのは、自然の投資努力と人間の投資努力、どちらに相対的に重要性を与えているかどうかの違いからもたらされる。つまり、自然の「投資」に重要性を与える人は中絶に反対するが、逆に人間の「投資」に相対的重要性を与える人は、中絶によって人間の投資が挫折することを回避しようとしている。もちろんフェミニストも後者に該当する。中絶賛成派にとっては中絶とは人間が投資した「生」の挫折を回避することなのであり、これは生に対して適切な尊敬を示すことに他ならない。

さらにドゥオーキンはこの生に対する尊敬を示す中絶として二つのケースをあげる。第一に、胎児の「生」の挫折を回避する場合。例えば通常の生活にとっては当たり前と思われるような様々な望みが万が一実現されるとしても、それが限定的範囲で実現されるにすぎない場合である。当たり前の望みとは、痛みからの自由、十分に体が動かせること、知的感情的生活を送る能力、計画を立てて実行する能力などである。ドゥオーキンによれば、挫折が運命づけられている場合に、そのような子どもの存在は本来的に理不尽なものかもしれず、したがって、そのように恵まれず困難な人生を送らなければならないということは悲惨なことであるという判断は、「本来的価値」にもとづいた非人格的／客観的 impersonal 判断である（ibid : 158）。

このようにドゥオーキンは選択的中絶を支持したうえで、この主張は決して障害者への侮辱にあたらないと述べる。その理由として「奇形の胎児の中絶を正当化するリベラル派の主張は」、今生きている障害者が、自らの障害を克服するために闘う際に、「当人や家族が行う彼の生への投資努力に対して敬意を抱いている」からだという。

またドゥオーキンは近年の著作『平等とは何か』（Dworkin［2000=2002］）では、中絶が正当化されるのは、出生後に予想される生のありようがあまりにもひどい状況に限られると条件を加えている。非常に深刻な疾患が出生直後や幼児期に現れ、余命幾ばくもない場合やダウン症のケースは、「ひどい状況」に含まれるが、平均値以上の身長になりそうもない、望まない性別だからという理由は、これにあたらないとしている（ibid：565）。しかしはたしてダウン症を伴った生は、「挫折」を運命づけられているのだろうか。中絶を正当化できるとされる「挫折」とは、一体だれがどのような視点で定義するものなのだろうか。障害を根拠にした中絶は許容される、というドゥオーキンの主張は問題含みである。

次に人間の生に適切な敬意を示す中絶の二番目のケースについてみてみよう。第二のケースとは、母親や他の家族の人生に対する挫折を回避する場合である。ドゥオーキンいわく、子どもとその母親が自らの生命をまっとうさせようとする展望は、相互に他者の生命の展望に非常に大きく依存しており、望まぬ妊娠によって母親が彼女自身の人生を有意義にすごす機会を挫折させられたり、残りの家族の面倒をみる能力を奪われたりする場合がある。このような場合には、既に存在している生（life）に対する投資を「挫折」させないという判断は、生命の「本来的価値」に対する敬意を基礎においている（Dworkin［1993=1998：160］）。先に触れたようにドゥオーキンの議論では、ギリガンの調査した女性たちが中絶を望んだのは、母親が自らの生命の本来的価値への責任を重視したゆえである、すなわち母親の生の挫折を回避することを望んだからである。そして、他のフェミニストたちが中絶を擁護するのは、これまで人間の投資努力によって形成されてきた母親の生の挫折を回避し生命の本来的価値を擁護しようとしているからだ。ドゥオーキンはこう主張する。

このように、ドゥオーキンの議論ではフェミニストの主張は障害をもった生の挫折を回避する選択的中絶を支持する主張と、共通した論理をもつものとして位置づけられている。すなわち「生の挫折は回避されるべき」だ、という信念を共有しているという。しかし、はたしてフェミニズムが主張してきたリプロダクティブ・フリーダムとは、選択的中絶をも支持するものなのだろうか。

ロウ判決の評価

以上のように、ドゥオーキンは生 life をめぐる価値の理論から、人々の中絶に対する意味づけを独自のやり方で説明してみせた。こうした理論を携えてドゥオーキンは、中絶をめぐる法のあり方を定義する。ここでのドゥオーキンの目的は、ロウ判決の正当性を確認することにある。先述のとおりアメリカでは一九七三年のロウ対ウェイド判決において、母体の生命保護を目的とする以外の中絶手術を犯罪としていたテキサス州の中絶法を違憲とする判決が下され、女性の生殖に関する自己決定権が承認された。ドゥオーキンは、中絶は人々の価値、すなわち「善き生」の問題であるとする自らの議論と照合させながら、このロウ判決が正当な判決であったことを明確にしようとする。

ロウ対ウェイド判決においては以下の三点が示された。第一に、妊娠中の女性の有する憲法上の権利としての生殖に関する自己決定権を承認し、州は中絶を思い通り完全に禁止する権限を有しないとした。第二に、州はそれでもなお中絶を規制する正当な利益を有するとした。第三に、妊娠中の女性の権利と州の利益を均衡させるための詳細な制度を組み立て妊娠期間を三期に分け、第三期には中絶を違法とすることができるとした。

まず第一の点について、ドゥオーキンはこう述べる。州は、女性のプライバシー権という「憲法上の特別の権利」を制限できる「やむにやまれぬ理由 compelling reason」をもたない。胎児は諸権利の主体ではないのだから、政府は胎児の権利を擁護し女性の権利を制限する「派生的利益」を有しない。次に第二の点——州が中絶を規制する正当な利益を有するか否か——については、ドゥオーキンはこう述べる。中絶は生命の神聖さという固有の価値に関わる問題であり、州はこうした価値を保護する「独自的利益」は有する。さらに政府は、こうした事柄に対し、モラル上重要な事柄として扱うよう市民に促す権利を有する。しかしこれは政府が市民を「服従」させようとすることと混同されてはならない。たとえば中絶をしようとする女性に対し、処置の前に病院で二四時間の待機義務を課すことは、女性に「過度の負担」を課すことであり、憲法違反であるとする（ibid：278）。

もちろん、政府は固有の価値を擁護するために人々に対して何かを強制することも可能であるが、中絶においてはドゥオーキンはそれは許されないとする。なぜなら、第一に中絶を禁止するとは、女性の人生を破壊することであるからであり、第二に、中絶、自殺、尊厳死など、人間の生命に関する人々の確信とは、モラル上の人格の基礎をなす宗教的確信に等しいものだからである。よってドゥオーキンは生殖に関する自己決定権は、政府が国教を樹立することを禁止し、すべての市民に対し、自らの宗教の自由な活動を保障すると定めた修正一条によって擁護されるとする（ibid：258）。こうしてドゥオーキンは宗教的自由として中絶の権利を容認する。

ではいかにして宗教上の確信とそうではない確信を識別するのか。ドゥオーキンは、先の価値の理論に依拠して説明する。「主観的な価値」は個人的選好（preference）にすぎないので、宗教的信念から区別される。たとえば、特定の戦争に対する兵役拒否、つまり、ある場合には殺人を許すが他の場合には許さないというような意見にもとづいている場合、それは主観的な価値にすぎない。一方で、人間の生命は主観的な経験を超えた、客観的な価値を有するという確信は、宗教的信念といえる。よって、生命の本来的価値への配慮から選択される中絶を政府が犯罪とするなら、女性達に対し「宗教活動の自由を享受させていないことになる」（ibid：265）。

こうしてドゥオーキンはロウ判決の最初の二つの点、州は中絶を禁止する権限を有しない、さらに、州が人々に中絶について下した決定を規制する正当な利益を有する、は正当なものであることを証明した。では妊娠期間を三分割し、第三期においては中絶を違法とすることができるとしたロウ判決の第三の点についてはどうだろうか。ドゥオーキンはこの結論を支持する。なぜなら「胎児が生存可能となる時点が到来する前に、通常、妊娠中の女性は、妊娠を続けることが最良であり、正しいことであると思うか……熟慮し決断するだけの十分な機会を有して」(ibid：272) いるからである。さらに、妊娠の初期において中絶をする機会を持ちながら、妊娠の終わり頃になって中絶するようなきわめてまれな女性が、「自分の行為のモラル上の意味及び社会的な意味について無関心であるということは、大いにありうる」ゆえ、「社会はその社会が有する文化をこの種の無関心から擁護する権利 (right) を有する」(ibid：273) という。

2　「宗教的自由」論はプライバシー権批判をのりこえたか

以上が宗教的自由の原則のもとに中絶の「権利」を位置づけたドゥオーキンの議論である。ドゥオーキンは人々の道徳的直観や「価値」のレベルから中絶問題を再構成した。人々が中絶問題で問うているのは胎児の「権利」ではなく、生命の神聖さという価値である。生命の神聖さの価値の擁護という点からみれば、中絶の選択も「挫折」を回避することで生命の価値を尊重するものであり、そのような観点からなされた中絶の決定は個人の信条の自由＝宗教的自由の問題として容認されなければならない。これがドゥオーキンの主張である。

再度ドゥオーキンが、第五章でみたリベラリズムの公私の分離原則とどのような差異化をはかったか確認しておこう。ドゥオーキンが採用するのは単純な公私の分離原則ではない。ドゥオーキンがとったのは、政府が、個人に選択の自由を与えたうえで、人々に中絶をモラル上重要なこととして扱うよう間接的に関与するという方法である。中絶の決定が、共同体における生命の神聖さという「価値」を尊重しているから――する限りにおいて――、その選択は社会的に承認されるとする。個人の権利は擁護したうえで、選択された行為は――その行為が道徳上正しいか否かといったことを含め――、完全に私的なものとするのではなく、半ば公共的な問題として位置づけるのである。

一方でドゥオーキンは、人々は宗教的信念ともいえる信念にもとづき中絶を選択するのだから、生命の神聖さの価値をめぐる特定の解釈を人々に押しつけてはならない、とする。政府は人々の宗教的信念に介入してはならないというリベラリズムの「中立性の原則」は維持しようという。しかしこの中立性の原則を固持することで、結果的にドゥオーキンの議論と従来の中絶の「権利」論との差は明確ではなくなってしまったと考えられる。政府は中絶の決定には介入してはならないのであり、胎児の障害を理由にした中絶も含め、一定の期間内であればあらゆる中絶の決定が許容されるという。これは従来の公私の分離原則と何ら変わらない。

しかし本書の関心の焦点はドゥオーキンの主張が理論としての整合性や一貫性を有しているかにではなく、ドゥオーキンがフェミニズムのリベラリズムに対する異議申し立てにどこまで応えているのか、という点にある。以下ではまずフェミニストのプライバシー権批判に対するドゥオーキンの応答が、適切であるか考えてみたい。次にドゥオーキンが選択的中絶を道徳上許容されるとしている点についても、若干の考察を加えてみたい。ドゥオーキンは、投資された生が「挫折」するという悲劇を避けることで生命の神聖さの価値を擁護しようとしている点で、女性の自己決定を求めるフェミニズムの主張と、選択的中絶を擁護する主張の間には、質的な違いはないとする。はたして、この議論を支持することはできるだろうか。またもし、支持しえないとしたらそれはどのような理由からであろうか。

フェミニズムのプライバシー権批判に対する応答

まず、マッキノンのプライバシー権批判に対するドゥオーキンの見解が妥当かどうか検討してみよう。マッキノンのプライバシー権に対する批判とは、第一にセックスは私的な事柄であるという主張は家庭内の女性に対する暴力をも私的なものにしてしまう、第二に、中絶は私的な事柄であるという主張は、政府が中絶に対しては経済的援助をする責任を持たないことを意味するゆえに女性の中絶の実現を妨げる、というものであった。ドゥオーキンは以上のマッキノンの主張は、プライバシー権の意味を狭くとらえすぎているのだとし、「個人的決定に対する支配」という意味でのプライバシー権は、暴力を振るわれない権利にもなりうるし、政府が経済的援助をおこなう責任を持たないことを意味しないと述べる。

ドゥオーキンのこの反論は間違っているとはいえない。確かに近年、家庭内暴力や子どもへの虐待への介入の必要性から、プライバシー権は家族の構成員それぞれに該当するものとして再定位されるにいたっている。しかしこのような変化は、家族を主体としたプライバシー権の問題性に対するフェミニズムの告発が可能にしたものであって、当のフェミニストであるマッキノンに対し、ドゥオーキンがこのような反論をすることはお門違いである。第二の点についてもドゥオーキンの主張は間違っているとはいえない。確かにプライバシー権は政府の経済的援助の責任を否定するものではないだろう。しかし他方で、プライバシー権の承認は、中絶を望む女性に経済的援助をする政府の責任を積極的に義務づけるものでもないのだから、反論としては不十分である。

では「プライバシーの主張はとりわけ妊娠中の女性の特別に創造的な役割をあいまいなものにしている」（MacKinnon［1991：1316］）というマッキノンの第三の批判についてのドゥオーキンの反論についてはどうだろうか。この批判に対しドゥオーキンは「プライバシーに訴えることは、妊娠が特殊な関係であるということの意味や、多くの妊婦が妊娠中の胎芽に対して持つ、相反する複雑な態度の性質の意味を否定することにはならない」（Dworkin［1993=1998：88］）と主張する。このドゥオーキンの反論は有効であろうか。プライバシーの概念は、確かに母親が胎児に対して抱く相反する複雑な態度の性質――本書の議論では「胎児の両義性」――を否定はしない。しかしプライバシーの概念は、胎児を「所有物」や別個の「権利主体」としてみなす議論も否定しない。このような後者の解釈を可能にしてしまうため、フェミニストはプライバシーの概念を批判してきた。中絶の自由を擁護するためにはプライバシー権ではなく、異なる概念が必要だ、と。よって、マッキノンのプライバシー権批判に対するドゥオーキンの反論は不十分といえよう。

こうしてみてくると、マッキノンの主張に対するドゥオーキンの第一、第二、第三の反論はすべて同じ性質をもっていることがわかる。ドゥオーキンはマッキノンがプライバシー権を批判する理由をとりあげ、「プライバシー権はそれを否定はしない」と反論する。しかし、「否定しない」というだけではマッキノンのプライバシー権批判に十分に答えたとはいえない。マッキノンは中絶費用を支払えずに中絶できない女性に経済的援助がなされるようなものとして権利が再定義されること、そして母親は存在論的に両義的な胎児と、独特の道徳的関係をもっている（本書七四ページ）ことが明示されるようなものとして中絶をめぐる議論が再定義されることを求めているのである。ドゥオーキンの主張は「プライバシー権は多様に解釈されうる」というものであるが、逆にいえば、これはプライバシー権にはマッキノンの主張と対立するように解釈される可能性も残されている、ということを意味している。以上のことから、マッキノンのプライバシー権批判に対するドゥオーキンの反論は不十分であるといえる。

では人びとは中絶によって生の挫折を回避することで生の神聖さを擁護しようとしているのであり、フェミニストもこの生の価値をめぐる議論を支持するとするドゥオーキンの主張は適切であろうか。

まず中絶を擁護するフェミニストも「中絶は本来的に悪である」と考えているという点について考えてみよう。確かに中絶を擁護するフェミニストも胎児の生命の問題を軽視していない。たとえばアメリカのフェミニスト、フランシス・キスリングは以下のように述べている。

私たちが中絶の悲劇性を認められなかったことが、私たちとその大義を疑わしいものにしている。私たちは、広い範囲の状況において必要で、道徳的にも弁護しうる選択ではあっても、中絶はそれ自体が積極的な善ではないという事実を認めることを、はっきり明瞭にする必要がある。私たちは胎児の生命には価値があることを認める必要がある（Kissling and Shannon［1998：152］）。

このようにフェミニストも胎児の生命には価値があり、中絶が善いことではないことは否定しえないと述べる。ドゥオーキンはこうした感覚を説明する新たな言語を提供する。われわれはすべての生は本来的で神聖な価値をもつものとして受け止めているのだ、と。この点に関しては、フェミニストの主張はドゥオーキンの議論を支持するだろう。

では、それにもかかわらずフェミニストが中絶を擁護するのは、人間の投資努力の成果である母親の生の挫折を回避することによって生に敬意を示しているからだ、というドゥオーキンの主張についてはどうであろうか。

まず確認しておきたいのは、投資努力と人間の生の神聖さが結びついているという彼の論理を敷衍すれば、胎児の生の神聖さも人間の投資努力と結びついていることになるのだが、これではフェミニストが批判する胎児を親の「生産物」「所有物」とみなすエンゲルハートの議論となんら変わらないということだ。つまり、母親が「投資した」と思えば胎児には価値があるが、母親が投資したつもりがないなら胎児の生には価値はない。ドゥオーキンの議論はこうした判断も生命の神聖さを擁護したものとして支持するのであるが、これは本書でとりあげたフェミニストの主張と明らかに反するものである。

さらに、中絶のように母親と胎児という二つの生のどちらの生を重要視するかという選択がおこなわれるときには、どちらの生の挫折の「悲劇」が重大かという比較考量が可能であることが前提にされている。しかしここで誰が、この生Aに対する「投資」は生Bのそれよりも少なく、よって生Aの挫折による「悲劇」の度合いは生Bの挫折による「悲劇」の度合いよりも少ないという定義をするのだろうか、という問題が生じる。この問題は、障害を理由にした中絶に対するドゥオーキンの見解を検討するところで再度とりあげたい。

つづいて、ギリガンの議論に対するドゥオーキンの見解をとりあげよう。ドゥオーキンによれば、ギリガンの議論において女性たちは具体的な責任だけではなく、もっと抽象的な責任、すなわち「新しい生命を切り捨てて彼女らが価値ある生活を送り、かつ自らに責任をもった人間として生きるという決断が、全ての生命に敬意を示すためのより大きな挑戦の一要素となるのか否か？」（傍点引用者）を考えている（Dworkin［1993＝1998：93］）のだという。

確かにギリガンの調査で女性たちは、家族の経済的な事情、もしくは仕事の都合により育てられないという理由から最終的に中絶を決断するとき、生まれてきた場合の胎児の生や、自分や他の家族の人生が挫折することを避けようとしている。その意味で女性たちは中絶によって生の「挫折」

を回避しているのだ、というドゥオーキンの説明はギリガンが提示した女性たちの声と相容れないものではない。

しかしドゥオーキンの「生の挫折の回避のための中絶」という議論は、ギリガンの議論と対立する解釈の可能性をもっている。たとえばドゥオーキンの議論に従えば、単に母親が自らの生の「挫折」を回避したい、という欲求からおこなう中絶もモラル上正しいということになる。つまり、胎児の生への責任など考慮しなくても、自分の生の価値だけを考慮すれば、それは生の神聖さの価値を擁護していることになってしまう。これでは中絶の「権利」は女性の「利己的」な生き方を擁護するものだ、という従来の中絶の「権利」概念に向けられた批判を免れることはできない。

ギリガンの調査において女性たちがさまざまな「責任」のあいだで葛藤しているのは、「自らの生を挫折させてはならない」という自己の生に対する「責任」が、他者の生——胎児の生——を挫折させてはならないという「責任」と対立するがゆえ、であった。だからこそフェミニストは、個人の自己利益の追求を企図した「権利」の概念によって中絶の自由を擁護することを批判してきた。そして女性たちがケアの倫理を採用するのは、彼女らが配慮せざるをえない対象が、リベラリズムが想定する自己の生に責任を引き受けることのできる自律的な個人ではなく、他者に依存しなければならない胎児という存在だからであった。さらにグレンドンが論じるように、ギリガンが調査した女性たちの道徳的ジレンマの中心には、「妊娠と子育てに対する道徳的物質的サポートを男性が拒絶しているという事実がある」（Glendon［1987：52］）と考えられる。このように中絶に直面した女性たちの葛藤は、彼女たちに付された再生産責任と結びついている。リベラリズムの概念は、こうした女性たちの経験に対する適切な理解を妨げてきた。そして、中絶の自由をプライバシー権に依拠して支持する限り、妊娠・中絶や再生産責任をめぐって女性たちが担わされている負荷を軽減していくことにはつながらない。だからこそ、フェミニストはリベラリズムとは異なる新たな概念の必要性を説いているのである。よって、女性は自らの生の挫折を回避することで生命の神聖さを擁護しているという主張は、フェミニズムのリベラリズムに対する異議申し立てに対して十分に答えうるものではない。

障害は挫折か

次に「障害をもった生は挫折を運命づけられている」というドゥオーキンの議論について考えてみたい。ドゥオーキンはこの議論はすでに生まれた障害者への侮辱にはならない（Dworkin [1993＝1998：159]）としているが、はたしてそうであろうか。

これは、障害者の出生を個人的に回避しようとする一方で、障害者施策の充実という社会全体の選択があれば、それでよいとする障害をめぐるダブル・スタンダード（玉井［1999］）と呼ばれるものだが、はたしてこの論理は障害者に対する侮辱に当たらないのだろうか。日本では障害者運動において、障害の有無を根拠にした中絶が、「自分は生まれないほうがよかった」という否定的な自己認識を障害者にもたらすものとして批判されてきた(3)。重要なのは誰が「侮辱」と感じるかである。

少なくともドゥオーキンに、選択的中絶は障害者への侮辱に当たらない、と主張する権利はないのではないか。

さらに、ドゥオーキンがこの主張をおこなうとき、成功するか否かの基準として、「投資」の量ではなく、「質」を持ち出していると考えられる。ドゥオーキンのいう「成功」しない、「挫折」が運命づけられているということは、「投資」が実らないという意味である。たとえ「投資」したとしても、それは「挫折」でしかありえないという。つまり、障害をもった生の「投資」は、健康な生の「投資」とは同じ価値をもたない。ドゥオーキンが先に示したグラフ——誕生から人生の中盤まで上がっていき、それから人生の後半に向けて下がっていく——であらわせば、挫折を運命づけられている人の死の悲劇の曲線は常に、健康な人の曲線の下方に位置づけられることになる。つまり、障害をもった胎児の生の挫折の悲劇の程度は、障害を持っていない胎児の生の挫折による悲劇よりも少なく見積もられる。これは生の価値が比較考量されることを容認するロジックである。

たとえば健康な子を望んで半年、胎児に対して「投資」してきた母親がいたとしよう。彼女はこのとき胎児の生が挫折することは重大な悲劇だと考えている。しかし、母親が胎児に障害があると知ったとき、彼女はそれまで胎児に与えた投資努力よりも、その子を産むことで自らが築き上げてきた人生が挫折することのほうが、より重大な生の価値に対する悲劇であると判断するかもしれない。

このようにドゥオーキンの悲劇をめぐる議論は、あらゆる独断や偏見に対しても、「正当な判断である」という弁明を可能にするロジックとして利用できる。ドゥオーキンも指摘しているように、このような価値をめぐる信念は「矛盾に満ちた迷信」（Dworkin［1993＝1998：133］）にすぎないにもかかわらず。何を「投資」とみなし「成功」とみなすかも、人それぞれであり、誰の目から見ても同じというわけではない。「障害をもった生は挫折を運命づけられている」という判断は、生の神聖さという客観的な価値にもとづいたものではなく、障害をもっていない人や障害者は不幸だと信じられている社会に生きている人の主観的な経験にもとづく価値にすぎない。その意味で「障害をもった生は成功しない」という価値判断は特殊な善の構想としかいえないだろう。ドゥオーキンが生命の「本来的価値」とか「宗教的信念」という言葉で擁護している価値は、決して普遍的なものではない。

胎児の障害を理由にした中絶が許容されるべきか否か。出生前診断の登場以来、問われつづけているこの倫理上の問題に誰もが納得できる解答を見つけることは非常に難しい。しかしいずれにせよ、このような中絶をモラルに適ったものとして正当化するドゥオーキンの主張は、あらゆる独断や偏見にもとづいた行動をも人々の宗教的自由の名の下に許容してしまうものであり、受け入れがたい。もし、障害を理由にした中絶を許容することが妥当であると考えるとしても、障害＝挫折という議論とは異なる正当化のロジックが必要とされるだろう。

判を加えておきたい。

「責任という目標」について

最後にロウ判決をめぐって提示した具体的な法のあり方をめぐるドゥオーキンの見解について批判を加えておきたい。

ドゥオーキンは中絶は共同体の価値の問題であるから、この価値に抵触する中絶は制限すべきだとし、州は個々人の決定に対し人間の生命に固有の価値があることを認めるように要求すべきという「責任という目標」にもとづいて行動することができるとする（ibid : 244）。

しかし先述したようにドゥオーキンは胎児の障害を理由にした中絶をも支持しており、モラル上の問題は「何でもあり」の立場をとっているとしか考えられない。一体州が個人に対しておこなうどのような行動が正当なのか、ドゥオーキンの議論からはその基準は明らかではない。

いずれにせよドゥオーキンは、州が関心をもつのは「個々人の決定」であるという。つまりここでの関心の対象とは、中絶を迫られている女性の決定である。しかし、女性たちに対する州のある種の行動が、女性の自律性に対する不当なパターナリズムになりうる可能性は大きい。中絶に対しモラル上重要な事柄として扱うよう市民に促すためには、中絶を迫られている女性だけを対象とするのではなく、男性も含め望まない妊娠をもたらす性行為に対する教育的な規制という形でおこなわれるべきであろう。

＊　＊　＊

以上、リベラリズムの中絶の「権利」に対するフェミニストの批判に対する応答を中心に、ドゥオーキンの議論について検討してきた。ドゥオーキンの「生の価値は人間の投資努力と結びついている」という主張は、フェミニストが批判してきた胎児を所有物とみなす論理に容易に回収されるものであった。また、ドゥオーキンの「母親の生の挫折を回避するための中絶」という議論は、ギリガンの調査にあった母親に帰せられた再生産責任から生じる「責任の葛藤」としての中絶のジレンマを表現してはいなかった。胎児を所有物とみなしたり、自己決定を個人の幸福の追求として論じるリベラリズムの言語を批判し、中絶を再定義しようとしてきたフェミニストの主張は、ドゥオーキンの修正されたリベラリズムの議論にも十分に反映されてはいない。

『ライフズ・ドミニオン』は、フェミニストのリベラリズム批判に応えたリベラリズムにおける最良の議論と考えられるが、ここで検討してきたように多くの点で再考される必要がある。

（1）　この著作が書かれた背景には、アメリカにおける激しい中絶論争に決着をつけようという政治的意図があることは確かである。ドゥオーキンの実質的な目的は、「価値」や「モラル」をめぐる自らの議論に照合させながら、中絶を合法化した一九七三年のロウ判決が正当な決断であったことを明確にすることにあるといえよう。

（2）moral, morality に対する日本語訳における「モラル」「モラリティ」という用語をめぐっては、訳注にこのような指摘がある。訳者によればドゥオーキンは「人々の信念・価値観という精神生活（spiritual）全般に深く関わる問題」を「モラル」の問題として論じている。よって、moral に人間が社会生活を営むうえでの行為規範としての意味をもつ「道徳」の訳語をあてるのは適切ではない。また他方で、ドゥオーキンは憲法の理解においても morality を用いており、これは人々の精神生活における moral とは異なった意味内容をもっているため、統一的に訳することは困難であることから、日本語においてもモラル、モラリティと訳すことにした（Dworkin［1993=1998：106訳注］）。本書でもこの訳語に従うことにする。

（3）日本において優生保護法撤廃運動を担ってきた障害者の団体「青い芝の会」の長谷川良夫は「産む産まない権利」をめぐる女性運動との対立を振り返りこう述べている。「青い芝としては、そもそも女性の人工妊娠中絶に関して全面的に反対していたわけ」ではないが、「女性の中絶する自由を全面的に認めてしまうことは、障害児者そのものの存在を、過去未来にわたり否定することになってしまう。障害胎児の命を保護するためには、中絶全般にも強烈な問題提起を行わなければ」（長谷川［1996：18］）ならなかったという。「障害をもった生は挫折を運命づけられている」という判断に対して寛容であるべき、とするドゥオーキンの議論と、優生保護法を正当化する思想との間に明確な相違があるだろうか。ドゥオーキンの主張は障害者の立場からみれば「自己の存在を否定する」ものであるに違いない。

終　章　リプロダクティブ・フリーダムに向けての課題

1　リベラリズムとの決別

以上、身体を所有する権利（Ⅱ）、プライバシー権（Ⅲ）としての中絶の「権利」の孕む問題について考えてきた。本章ではここまでの考察を踏まえ、リベラリズムの「権利」と区別されるフェミニズムのリプロダクティブ・フリーダムのあり方を提示してみたい。

まず、ここまでの考察をふり返り、本書のリベラリズム批判の意義を確認する（1節）。次にフェミニズムが胎児の生命をどのようにとらえ、語ってきたのか、フェミニズムにおける生命観を日本のフェミニストの言説から考察する（2節）。次に現行法との関連を踏まえ、リプロダクティブ・フリーダムをめぐって具体的な提言をおこない（3節）、最後にフェミニズムとリベラリズムの関係について、本書の結論を述べる（4節）。

第一章では、井上達夫と加藤秀一の論争を、リベラリズムとフェミニズムの対立と齟齬を表したものとして検討した。胎児と女性の「権利」の問題、すなわち権利葛藤問題として中絶を位置づける井上の「葛藤論」に対し、加藤はフェミニズムの自己決定権の「自己」は胎児と区別される「自己」ではないとし、胎児と女性の権利の対立問題としてとらえる井上の問題構制に異議を唱える。加藤は胎児は権利主体ではないが、何らかの倫理的葛藤をもたらす存在であるとする。

第二章、第三章、第四章では、身体の自己所有の原則にもとづく「権利」概念の前提にある「身体」と、胎児≠権利主体、かつ、胎児≠所有物とするフェミニストの主張にある「身体」の違いを考えてきた。身体とは人格の支配の対象であるとする所有権を援用したパーソン論は、胎児は母親の所有物であるとして中絶の「権利」を正当化する。またトムソンは胎児を独立した権利主体であるとしたうえで、母親の所有権によって正当化する。これら生命倫理学者の議論に対し、マッキノンやロスマンなどのフェミニストは、母親にとって胎児は自己とも他者ともいえない「両義的存在」であると異議を唱える。本書ではこれらのフェミニストの主張は、両義的存在としての胎児と母親の独特な道徳的関係を表明したものであり、この点から独立した人格同士の道徳的関係や人格と所有物の関係から中絶の「権利」を正当化する所有権論を批判する主張として位置づけた。

第三章では、所有権を批判し身体的統合の権利として中絶の自由を擁護するコーネルの議論をとりあげた。自己が身体を所有できるという事実を否定しながらも、身体は人格の所有物であると主張するコーネルの議論は、従来の所有権と同じ規範を支持しており、その意味でフェミニストが所有権に向けてきた批判を乗り越えていなかった。第四章では、フェミニストが妊娠や中絶をめぐって語ってきた「身体」は、所有権論やコーネルのリベラリズムが前提にしてきた人格が制御する〈対象としての身体〉とは異なるものであり、フェミニストが主張する中絶の自由はリベラリズムの身体への「権利」から切り離されるべきであると結論づけた。

第Ⅲ部では、「プライバシー権」としての中絶の権利に照準し、中絶をめぐって語られる「自他」の境界に焦点をあてた。第五章では、平等に個人の幸福の追求を可能にする枠組みとして要請されるリベラリズムの「権利」の位置づけを確認したうえで、中絶のプライバシー権に対するフェミニストの異議として、中絶を決断する母親は利己的に自分の幸福だけに配慮しているのではないという主張をとりあげた。第六章では中絶に直面した女性たちは胎児の生命への責任と自己の人生への責任という「責任の葛藤」に直面しており、こうした自己のあり方はリベラリズムの「権利」の道徳における「自己」とは異なるとするギリガンの議論を検討した。本書では、ケアの倫理の主体が経験する責任の葛藤を女性に課された再生産責任と結びつけて解釈する視角を提示し、このような女性の経験が言語化され理解されるためには、従来のプライバシー権以外の概念で中絶の自由が擁護される必要があると結論づけた。

第七章ではギリガンらフェミニストの議論も踏まえたうえで、中絶問題を法的レベルで再構成したドゥオーキンの議論を検討した。ドゥオーキンの「生の価値は人間の投資努力と結びついている」「母親の生の挫折を回避するための中絶」という議論は、フェミニストが主張してきた「胎児≠所有物」論や、母親に帰せられた再生産責任から生じる中絶の葛藤やジレンマを言語化しうるものではなく、ドゥオーキンの議論からフェミニストのリベラリズム批判に対する有効な回答をみいだすことはできなかった。

以上の検討をとおして、中絶をめぐってフェミニズムが論じる「自己」とは、リベラリズムの「権利」が帰属する主体としての「自己」概念では論じきれないものであることを論証してきた。フェミニズムが論じてきた中絶の決定の主体とは、胎児と区別された「私」ではなく、「自己」と共に生きている胎児との関わり、未来の子どもとの関わりにおいて定義される「私」であった。それは、リベラリズムの「権利」の概念が前提とする「私の身体」「私」の境界を越えた「私」である。このような「自己」のあり方を論じることができないために、リベラリズムにおいて中絶の自由を適切に擁護することはできないことを検証してきた。

この見解に対し、以下のような反論も予想される。リベラリズムの関心は、社会を秩序づけるための基底的な規範的原理を構築することにあり、「権利」の主体である個人の関心や葛藤を論じているわけではない。つまり、ここでの私の議論と、リベラリズムの諸理論の対象とはまったく別である、と。

しかしこのような批判はあたらない。中絶は社会の規範的原理である法によって介入され禁止されてきた。中絶の自由を奪われてきた女にとっては、両者を別問題として片づけることはできない。個人の「自由」をもっとも論じてきたリベラリズムの中絶の「権利」論こそが、「胎児」対「女性」

の権利の対立図式を構築し、中絶の自由の正当化を困難にしてきたのである。一方で「身体を所有する権利」をもつ限り、どのような理由による中絶であっても正当だという主張がある。他方に、中絶の「権利」とは女性の利己的な選択を許容するものであり、胎児の生命を軽視したものであるとし、胎児の生命に関心を払うなら「胎児の生命権」を認めるべきだ、という主張がなされる。しかしはたして、中絶の「権利」が胎児の「生命権」を制限しうるとすれば、中絶の「権利」の承認とは、殺人の権利を認めるということなのか。胎児が「生命権」の主体でないとすれば、やはり胎児は「所有物」なのか。このような論争をくり返すなかで、中絶の「権利」は、正当化が非常に困難で、やっかいなものになってしまったのである。

フェミニズムは中絶の自由に対し、はるかに明快な立場をとる。胎児はひとつの生命であり、その生命はできる限り尊重されなければならない。しかし、女性が中絶の機会をもてないことで、女性の人生が困難になるようなことが想定されるなら、中絶は認められるべきである。この「自由」は、「身体を所有する権利」を根拠にしない。選択的中絶も含めどのような理由による中絶も道徳的に正当だ、という論理にも依拠しない。リベラリズムの中絶の「権利」より、この「自由」の擁護は説得力のある主張であろう。

中絶の自由は、リベラリズムの「権利」として擁護されるべきではない。フェミニズムのリプロダクティブ・フリーダムの思想とは、リベラリズムにおける中絶の「権利」の主張ではなく、何よりも女性の「自由」の主張である。これが本書のリベラリズムの批判の核心である。

2　フェミニズムと「孕む」こと
——「生命倫理学」を超えて——

産む産まないは女の権利。フェミニズムは中絶の自由を求めてこのように主張する一方で、〈私の身体は私のもの〉というときの「私」そして「私の身体」とは何なのか、を問いつづけてきた。このようなフェミニストの「権利」概念に対する「異議申し立て」には、リベラリズムが前提にする「個人」「自己」に対する批判だけではなく、「胎児」の生命をめぐる倫理的観点からの批判も含まれていた。ここでは、第一章での井上と加藤の議論を踏まえて私が提示した課題——中絶の道徳的問題を論じるために、「胎児＝権利主体」か「胎児＝所有物」かというリベラリズムの「論理」を乗り越える、新たな「論理」の構築——をおこなってみたい。

まず、これまでの検討のなかで、「権利」概念を批判するフェミニストたちが、胎児の生命をめぐる問題について、どのような見解を示しているのか確認してみよう。

第一章では、胎児を生命権の主体とみなす井上達夫に対し、フェミニズムを擁護する立場から加藤秀一は、「(初期) 胎児をも『余分な脂肪』以上の何ものかであり、拡張された・広義の『道徳的葛藤』の一方の構成項たりえる」「潜在的な (potential)『人間』」(加藤［1996：138−139］) であるとし、中絶の倫理問題を「権利」の問題と切り離して論じる視角を提示した。また、胎児を「所有物」と論じるパーソン論や「権利主体」として論じるトムソンの議論に対して、マッキノンは「胎児は私だとは言い切れないし、私でないとも言えない」「臓器以上のもの」であり、「人間の形をした生命体」であると主張する（MacKinnon［1991］）。本書では、この「胎児の両義性」の主張は、母親と胎児との独特な道徳的関係を示唆するものとして位置づけた。またギリガンは、自己の生への責任と胎児への責任のあいだで葛藤する女性たちのあり方を描いた。論者によって表現は異なるが、「胎児は単なる『モノ』ではない」とフェミニストはくり返し論じてきた。その意味でフェミニズムの言説は、欧米の哲学――リベラリズムもそのひとつであるが――を基礎にして組み立てられてきた「生命倫理学」とは異なる、独特の視点で生命について論じてきたものといえる。こうした言説は「産む産まないは女の権利」という主張の陰に隠れ、決して表だって問われてこなかった。しかし、それはフェミニズムが「生命」の問題を軽視してきたことを意味しない。

以下では、胎児の生命、そして「孕む」ことをめぐってフェミニズムが提示してきた視角を、日本の議論を参照しながら考えてみたい。

優生保護法改悪阻止運動という形で中絶の自由を訴えてきた日本のウーマン・リブの主張のなかには、胎児の生命をめぐる多く他の言説をみいだすことができる。(1) 彼女らは「国家権力」が「〝子供を産むこと〟を管理強化」（溝口他編［1992：191］）することには徹底的に抵抗しながら、「中絶という行為そのものは」(2)「新たなる生命のいぶきを人為的に処理してしまうという意味でも、容認できない行為」（ibid）であると、主張する。そして、女性が直面する中絶の葛藤と胎児の生命を奪うことの「悲しみ」を語ってきた。

　中絶をしたい人なんているだろうか⁉自分の体の中で生きていると感じる子供を好きこのんで中絶したい人なんていているだろうか！やむなく、泣く泣く子供をおろしてしまうことになるんではないか！……一家一家一人一人が子供の事を真剣に考えているのだ。中絶を認めないという前に今の社会をもう一度見直すべきだ！優生保護という言葉自体おかしいじゃない。堕胎罪なんてそんな状態があるなんて悲しいじゃない(3)（溝口他編［1994：202］）。

　誰があたしを責められるのか？あたしを責められるのはあたしが殺したあたしの子供だけなんだ。あたしの生きるを賭《ママ》して子供を殺したのがあたしだった。ビニール袋に捨てられた子供を目に浮かべるとき、あたしは今日を、一瞬・一瞬燃えるがごとく生きたのかとあたしに問う……これがあたしの子供へのせめてもの手向けだと思うから(4)（ibid：154‒155）。

　中絶という選択をした自分を責めることができる、責めるべきなのは中絶された胎児である。このような主張からは、胎児を軽視するどころか、胎児の生に積極的に向き合おうとする態度をみてとることができる。しかし、それでも中絶を選択せざるをえない。中絶は女にとってギリギリの選択なのだ。権利か否かといった問題では論じきれない葛藤がそこにはあるのだという。

中絶にまつわる迷いや葛藤は、「合法か否か」「権利か否か」とは異なった次元にくすぶる意識を決してぬぐい去れない……。胎児が「もの」ではない、そのことを最も実感し、ギリギリのところで胎児の「生」と向き合わざるをえないのは当の女なのだ[5]

産む産まないは女の「権利」という言葉こそが、フェミニズムの主張を支えるものであったにもかかわらず、彼女らはこうつぶやく。中絶は女性の権利といわれても正当化できないものがある、と。こうした権利への違和感は、ウーマン・リブの中心的存在であった田中美津の「敢えて提起する＝中絶は既得の権利か？」(1972) という文章に最も鮮明にあらわれている。

> 『産む産まないは女の権利』ということばがある。つまり女が堕す「権利」を行使する時、腹の子には生きる権利がないということか?!しかし、もし腹の子が人間ならば、生きる権利を持たぬハズがない。女はその腹に一体ナニを胎むのか？

田中は、中絶が生命を殺すことであることを直視し、殺人者として自己を引き受けたうえで、女性がこのように中絶をしなければならない状況、中絶をさせている社会のあり方を問題化する。しかし、一方で中絶する側にとっても中絶という行為が正当化しえないことを語らずに、中絶させる

「社会の悪」だけを問題にするだけでは、「胎児の生命を神聖視する考え方」に勝てないのだ、と主張する。

> 誤解のないように繰り返そう。社会の悪はどこまでも社会の悪として追求せねばならない。しかし、「こういう社会だから」「胎児は人間ではないから」という理屈をもって堕胎を肯定しようとしても、しきれないものが己れの中にはあり、それを問い詰めることを回避しては、子供の生命を神聖視する考え方にあたしたちは勝てない。それは、倫理やエセヒューマニズムとは関係ない地平における、生命（いのち）の持つ意味に対する問いかけである……中絶させられる客観的状況の中で、己れの主体をもって中絶を選択する時、あたしは殺人者としての己れを、己れ自身に意識させたい。現実に子は死ぬんだし、それをもって女を殺人者呼ばわりするのなら、敢えて己れを罪人《（ママ）》者だと開き直させる方向で、あたしは中絶を選択したい。ああそうだよ、殺人者だよと、切りきざまれる胎児を凝視する中で、それを女にさせる社会に今こそ退路を断って迫りたい（田中［1972］→溝口他編［1994：62－63］）。

このような田中の主張は、ウーマン・リブ運動内部からの批判や波紋を呼んだ。中絶を「子殺し」と呼び、「中絶は女性の『権利』なのか」という問いを発することは、フェミニズム運動における政治的力関係からみれば「利敵行為」（江原［1985：131］）でしかない。しかし、敢えて田中は主張する。「胎児は人間ではない」という理屈によって中絶を正当化してはならないのではないか。「権利」という言葉に対する一種の「やましさ」をかかえながらも女の「権利」を要求するという、フェミニズムの歩まざるをえなかった道のりの矛盾を田中の言葉は如実に表現している。またウーマン・リブの運動を振り返りながら、彼女らの要求を適切に表現するものとして「産む産まないは女《わたし》が決める」というスローガンに辿りついた経緯を大橋由香子はこう述べている。

産むこと・産まないこと、そしてそこに必ず起きてくる中絶について、「自由」「権利」「選択」などのことばから、こぼれ落ちてしまうものがたしかにある……「中絶の権利」を要求する女は、中絶を盲腸手術かおできをとるぐらいにしか考えていないのだという非難がよくなされる。しかし、それはあまりに皮相的な捉え方である。「胎児は人間じゃない」、だから中絶をしてもよい、というふうに女たちは合理化していない。たとえいのちを殺すことになるのだとしても、今、私が生きたい、私しか生きられないという自我の意識が「産む産まないは女が決める」と言わせているのである（大橋［1986→1995：163］）

フェミニズムが要求してきたのは「中絶の権利」ではなく、「産む産まないは女《わたし》が決める」ことである。中絶の自由をめぐるフェミニズムの主張をリベラリズムの「権利」という言葉から切り離すという本書の試みは、この大橋の主張と重なりあう。「中絶が女性の権利なら、胎児は女性の所有物である」「中絶の道徳的問題を論じるためには女性の権利と胎児の権利の葛藤問題として中絶をとらえるべきだ」。リベラリズムにおけるこのような「中絶の権利」の議論は、胎児の生命と「孕む」ことをめぐるフェミニストの視点を、決して言語化しうるものではなかった。そこにフェミニストたちのリベラリズムに対する「異議申し立て」の核心があったといえよう。そしてリベラリズムの「個人」の「権利」という概念に依拠しながら、フェミニズムは中絶する女性にとって「自己」とは何か、という問題を問いつづけてきた。胎児は「自己」なのか「他者」なのか、「私」とは胎児とは別の「私」なのか否か。ひいては、「私」の「権利」というときの「私」とは、いったい何なのか。これは、究極的には「孕む」ということ、もうひとつの「生命」と「生」を共にすること、とはいかなることなのか、という問題である。これらはありていにいえば「生」に対する「倫理」についてであるが、これは形而上学的な従来の「生命倫理学」とは全く異なる次元からの問いかけといえる。

こうした問いかけは、「産むこと」について女の視点からの思考を紡いできた森崎和江の言葉のなかにもみてとることができる。森崎の思考において、妊娠した「わたし」とは何かという問題と、「いのち」のとらえ方とが密接に結びつけられていく。

胎児は他人ともいいがたく、さりとて「わたし」でもなく、ましてや、おならやうんこと同一視するほど単純な生態でもないのです。それなのに「わたし」ということばには女の一生に関する予備知識ふうな構造もなくて、さっぱりと、男の一代ふうな排他性で自己完結しています。私は蛇をのんだ蛙みたいになり、「わたし」という宇宙はこわれたのでした（森崎［1989：162］）。

胎児を孕んだ自己とは「一代ふうな」「自己完結」した「わたし」では語ることはできない。多くのフェミニストが論じてきた妊娠した「自己」を森崎はこのように表現する。しかし、ここから森崎は一歩思考をすすめてこう述べる。「わたし」という小宇宙の崩壊によって「生まれてから死ぬまでの個」（ibid：171）、すなわち「自己完結」するものとして「いのち」をとらえることができなくなった、と。そして、いのちを「一代」のものとしてとらえる思考をこう批判をする。「現代の個人たち」が、「自分一代の人生を大事に生きてあとは野となれ山となれ」（ibid：176）と「人のいのちを、自己完結する側面だけでとらえるのは」（ibid：171）、「近代精神としての『わたし』の限界、あるいはその発想がはらんでいる一代完結性の持つ、思考の未熟さ……要するに近代的自我の持つ認識の浅さ」（ibid：171–172）の表れであるのだ、と。森崎は「いのち」についての限定的な思考、彼女の言葉では「一代」のものとして「いのち」をとらえる考え方を、近代的な「わたし」という概念と結びつけ、人間の意識や経験に対し、「概念」「言語」が追いついていないことを嘆く。「『わたし』ということばの概念や思考用語にこめられている人間の生態が、妊婦の私のとひどくかけはなれて」おり、「ことばが不足している」（ibid：156）。

これらは、森崎自身の「産むこと」の経験から生まれた思想であるが、彼女の思想においてこうした「個」を超えた「いのち」へのまなざしは「産む」女だけに特権化されたものではない。森崎はこう述べている。「産むことを両性共同のいのちの働きとして……考えることが可能な社会へと今をむすびつけていけますように」(ibid : 174)。森崎が想像するこのような社会において、胎児は人格の所有物でも、また母親と別個の人格でもない存在として位置づけられることだろう。

中絶をめぐって葛藤する「私」。もうひとつの「いのち」を「孕む」「私」。この妊娠した「私」とは何か。このような女たちの問いかけの背後には、つねに胎児の「いのち」に対する関心と配慮が含まれていた。それは、胎児を「人格」や「所有物」としてしか論じることのできない権利論や生命倫理学の射程に、収めることのできないフェミニズム独自の「生命」をめぐる思想である。それにもかかわらずフェミニズムはリベラリズムの用語で語らざるをえなかった。その結果構築された「疑似問題」が、胎児との関係において問われてきた中絶の「権利」問題であったといえよう。

3　リプロダクティブ・フリーダムに向けての課題

以上、リベラリズムの中絶の「権利」はリプロダクティブ・フリーダムから切り離されるべきであることを論証してきた。ではここまでの議論を踏まえて、本書の冒頭で触れたリプロダクティブ・フリーダムの望ましいあり方とはいかなるものなのか、という問いにどのように答えることができるだろうか。以下でいくつかの論点に分けて考えてみたい。

堕胎罪について

まず刑法の堕胎罪をどうとらえるべきか。リプロダクティブ・フリーダムの思想は、胎児を権利主体とみなさない。第一部でみてきたように、フェミニズムが〈私の身体は私のもの〉という主張で問題化してきたのは、胎児を権利主体とみなすときの、胎児を孕む女性の位置づけである。胎児が権利主体であるということは、女性は「自己の身体」の一部に「他者」と同等の配慮をするよう法的に義務づけられ、さらにこの義務の不履行が法的な処罰の対象となることを意味する。さらには、女性に自らの意志に反して「母親」になることを要求するものである。〈私の身体は私のもの〉としてフェミニズムがくり返し告発してきたのは、このような身体への介入をとおして「自己」の生き方を制限されることの不当性である。リプロダクティブ・フリーダムの思想は胎児を権利主体としては認めないし、法が胎児の生命を保護することは認めない。よって、胎児の生命の保護を目的にした堕胎罪を認めるわけにはいかない。

また、このリプロダクティブ・フリーダムは、リベラリズムのいう「身体を所有する権利」に依拠せずとも成り立つ。よって、「胎児＝所有物」という見解をとらず、胎児の生命に価値があることを認める。その意味で、胎児を権利主体と認めないが、胎児を倫理的配慮の対象としてみなす加藤の「倫理的葛藤」論の立場を支持する。しかし、この「葛藤」とは、法が関与すべき事柄ではなく、女性の自己決定に委ねるべき「葛藤」である。胎児の生命への責任と自己の生への責任のあいだでの葛藤は、ギリガンの調査において示されている。中絶を女性の自己決定に委ねることは、女性を責任能力をもった主体として承認することを意味する。

この問題に関しては、ドイツの法学者アルトゥール・カウフマンの見解が興味深い。カウフマンは、妊婦の共生的な「単一体における二体性」から彼女の体内に生育しつつある子によって生ずる葛藤は、他の諸々の利益衝突と比較することはできないとし、中絶を「法的に自由な領域」の問題として位置づける。彼は、刑法にかかわる行為のすべてを「違法」か、それとも「適法」かというカテゴリーで把握できないとする。中絶は、同価値的か、もしくは合理的には評価が可能でない諸利益ないしは諸義務がそこで互いに衝突しているような、人間的な問題をはらんだ葛藤事例であり、合理的かつ客観的な根拠をもって違法であるとも適法であるとも評価することができない「法的に自由な領域」に属するものである。葛藤的状態に対して、法秩序は「いっさいの法的評価を差し控えるべきであり、禁止も許容もすべきでなく、個人がその内部で自由で倫理的な、もっぱら自己の良心の前でのみ答責的でありうる決断へと呼び求められる、法的に自由な余地というものを許容すべきであり、その決断がどのように下されようとも、法はそれを尊重しなければならないのである」(Kaufmann［1972=1999：91］)。

中絶を法が許容することは、殺人を許容することとは全く異なる。中絶は、人格をもった人間の間のルールを規定する法学のパラダイムにおいて論じることはできない。法は、胎児の生命の価値を承認するが、そのことによって中絶の権利は制限されるものではない。倫理的葛藤問題としての中絶の決定は当事者である女性に委ねられるべきである。

選択的中絶

しかし私は、あらゆる中絶が制限しえないとは主張しない。選択的中絶による男女の産み分けや、障害を理由にした中絶は、できる限り制限する方向で考えられるべきである(6)。この主張は、胎児の権利主体性を根拠にしたものではなく、「生命を選別する」思想への批判にもとづいている。

まず何よりも、胎児の障害を理由にした中絶を認める胎児条項の導入を認めないことが重要である。さらに、胎児診断によって胎児に異常がみられた場合にも、医師は妊娠した女性に「産めない」「産んではならない」と思わせるようなアドバイスをしないことを義務づけるべきであろう。また、障害が発見された場合に、早急な中絶手術を避け、母親と周囲の人間が熟慮する期間をもうけることや、その期間にカウンセリングなどをとおして、障害児を育てる親に対する社会的ケアの実態を知らせるなどして、障害児を育てることに対する不安をとりのぞくことなどの施策も考えられる。そのためには医師だけではなく、実際に障害児を育てている親もカウンセラーとして参加できることが望ましいだろう。

では、母親が産むことを望んでいるにもかかわらず、夫や親戚など周囲が障害児を産むことに反対している場合、当事者の母親の意志決定を周囲の干渉から保護することは可能だろうか。母親の意志によって障害児を産んだとしても、実際に子どもを育てるためには夫や周囲の協力が必要とされる。この問題に対処しうる方法を見つけるのは難しいが、障害をもった子どもを育てる親に対する社会的保障が拡充されることが、まず重要であろう。法的、社会的に女性の「産む自由」が保障されねばならない。

男の責任・中絶の「社会化」へ

ここで、リプロダクティブ・フリーダムは夫、男性との関係においてどのように位置づけられるべきか、という問題に直面する。これまで中絶は女性の「プライバシー」「私事」とされてきた。妊娠・中絶は女性の問題であり、他者は介入すべきではない、と。しかし、私はリプロダクティブ・フリーダムは中絶の「私事化」ではなく、「社会化」の方向を模索すべきだと考える。では、なぜ「私事化」は望ましくないのか。

本書の考察から中絶の私事化は、以下のような問題を孕むことが明らかになった。第六章ではギリガンを参照しながら、中絶の葛藤と養育責任との結びつきを指摘した。ケアの倫理の主体にとって「私」の問題とは、子どもや胎児の幸福を含んだ「私」の問題であった。なぜ、そのように「私」を拡大しなければならないのか。それは、胎児や子どもの生への責任が、「私」にかかっているからである。女性に課された養育の義務と中絶の葛藤とを切り離して論じることはできない。

では、中絶の決定を女性だけに委ねるということは何を意味するだろうか。「子どもを育てられるのかどうか」という問題を妊娠した女性が一人で考慮しなければならない場合、女性だけに子どもへの責任を割り当てることになる可能性がある。つまり、男性が子どもへの責任を回避することを容易にする。グレンドンが指摘するように、ギリガンの調査した女性たちの道徳的ジレンマの背景には、「妊娠と子育てに対する道徳的、物質的サポートを男性が拒絶しているという事実がある」(Glendon［1987：52］)。

これは「性行為」に対してどのような「責任」を割り合てるのかという問題である。妊娠にいたる性行為の主体は女性と男性である。男性は性行為と生殖を切り離すことは可能であるが、女性にとっては性行為と生殖は切り離すことはできない。永田えり子が指摘するように、望まない妊娠を女性の中絶をもって解決することは、男性を性行為の責任から解放させることに他ならない(永田［1996：283－299］)。性行為の責任とは子を産み育てる責任、すなわち再生産責任である。望まない妊娠が生じた際に、男性に性行為の責任、再生産責任が課されるのであれば、望まない妊娠はかなりの程度で減ることは確かである。女性にとってリプロダクティブ・フリーダムとは、「中絶」によって解決されるべき問題はなく、「望まない妊娠」自体に直面しないことといえる。

もちろん生殖と結びつかない性行為を認めないというルールを採用すれば、中絶はかなりの割合で減らすことはできるだろう。しかし、子どもを育てる意志と能力をもつ人間だけにしか、性行為を認めない社会をわれわれは望ましいとは考えない(永田［1996］)。個人に性行為の自由を許容する限り、中絶は当然認められるべきである。

次に、女性は男性のように性と生殖とを分離することは不可能であるという、男女間の身体的な非対称性に、リプロダクティブ・フリーダムはどのように答えるべきであろうか。

リプロダクティブ・フリーダムは、この男女間の非対称性を、より対称にすること、すなわち性行為に対する責任を平等にするものでなければならない。そのためには、女性の決定権を保障しながら、男性も妊娠、そして養育の当事者として社会的に位置づけられる必要がある。まず、女性が望んだ場合には、女性には男性に妊娠の事実を知らせる権利をもつ。逆に望まない場合には、男性にその事実を知らせる必要はない。女性が中絶を決定する場合には、中絶にかかわる経済的、心理的コストを男性も負担する義務があろう。では、女性が出産を決断した場合にはどうか。夫であるか否かにかかわらず、男性に養育費用を払う義務が生じる。現にスウェーデンでは母親との婚姻関係の有無にかかわらず、子どもが一八歳になるまで父親に養育責任が課されている。このような義務が法的に明記されることによって、女性と同様に男性の「性行為」と「生殖・再生産責任」の結びつきが社会的に明確にされるだろう。近年、男性研究者のなかから〈孕ませる性の自己責任〉という議論も登場してきた（沼崎［1997］）。妊娠の用意がないときの避妊を伴わない性行為は、女性に対する一種の性暴力であるという社会的合意が形成される必要がある。

しかし、この議論は男性に中絶の決定に介入する権利を認めるものではない。中絶の決定権はあくまで女性にある。ではなぜ、女性に決定権があるのか。それはあくまでも、妊娠と中絶が女性の身体をとおして生起する出来事だからである。くり返すが、この主張は「身体は各人の所有物だから」という前提に依拠しない。「私」がその身体をとおして生きている、生きざるを得ないのだから、他の誰よりも「私」に決定権がある。「身体」に対する決定というよりも「私の生き方」への決定権なのである。

そしてこのような中絶問題の社会化は、胎児の生命をめぐる倫理の問題を、中絶を決定する女性の個人の問題に還元しない。胎児の生命の価値を尊重したいなら、社会は中絶を禁止するよりまず望まない妊娠を減らす努力をおこなうべきであろう。

以上が私が提案するリプロダクティブ・フリーダムである。

4　リベラリズムとフェミニズムの今後

これまで、フェミニズムに政治言語を供給してきたのは、リベラリズムであった。近代の人権、権利、平等という理念を梃子に、フェミニズムは女性の権利を主張してきた。「個人」や「人権」の概念を借りて、市民社会の法に女性の居場所を確保しようとしてきたのであった。「産む産まない権利」もまた、リベラリズムの言語を用いて獲得されてきた。しかし、中絶の自由を、リベラリズムの概念に依拠して正当化することはフェミニズムの立場からみて適切ではないことを本書は論証してきた。

中絶の自由の要求は、胎児の生命の価値を否定するものでもなければ、女性の身勝手な生き方を称揚するものでもない。女性たちは胎児の生命の価値を受けとめており、それだけに中絶の決定とは、葛藤に満ちたものであり正当化することが当事者自身にとってむずかしい。しかし、これまでこうした女性の経験は「権利」という概念の下で、言語化されずにきた。そして、リベラリズムの言語のもとでは中絶とは女性が胎児を処分する権利と解されてしまったのである。こうして女性たちの認識や経験をよそに、今度は中絶の自由に対する批判を招くことになった。女性の解放をめざすために用いられてきた「権利」という概念が、逆にフェミニズムの足をひっぱることになってしまった。

だが、「産む産まないは女の権利」という主張をおこなってきたフェミニズムが間違っていたというつもりはない。「権利」は、フェミニズムにとって必要な概念でもあったのだ。このフェミニズムの矛盾を田中美津の言葉以上に適切に表現したものはないだろう。

明治以来の女性解放の女闘士のヒステリカルなカッコワルサは、女が女として解放されるには、どうしても一度男にならねばならなかった、その必然的過程としてあった……まず離婚の自由、普通選挙権の獲得、姦通罪の撤廃、職業の選択の自由など基本的人権と言われる権利獲得と、女の経済的自立に闘いの主張がおかれ、牛馬から人間並み＝男並みの権利獲得の緊張性の中で、彼女らの女としての性は薄められ切り捨てられることによって運動が担われてきたのだった。……これは一度は通らなければならなかった道であり、踏んでこなければならなかった足固めであると理解できるし、彼女らの肩を怒らせた後姿に私は同志愛的ないとおしさと女の悲しみを見出さざるを得ないのだ（田中［2001：335］）。

フェミニズムにとってリベラルな思想は不可欠である。しかし私は、フェミニズムの問題提起をリベラリズムがすべて汲み上げることができるとは考えない。その意味で、リベラリズムの諸理念によって男女平等を達成しようというリベラル・フェミニズムの有効性については懐疑的である。あくまでフェミニズムとリベラリズムは、異なる思想でありつづけるだろう。しかし、リベラリズムはフェミニズムの盟友であってほしい。そのために、フェミニズムによる批判をとおして、リベラリズム理論が鍛えられていくことを願っている。

（1）近年、独自の「生命学」を提唱する森岡正博はウーマン・リブの議論が日本における「今日的な生命倫理のあけぼの」（森岡［2001：133］）であったと指摘し、ウーマン・リブの軌跡を生命倫理学の視点から再構成しているが、ウーマン・リブが「生命」の問題だけを論じてきたという解釈を招きかねない森岡の議論の仕方には問題がある。
（2）「優生保護法改悪阻止へ向けてのアピール」1971　女性解放運動準備会
（3）「優生保護法改悪反対　私のきもち」1982　優生保護法改悪阻止連絡会京都
（4）「刑法２１２条は堕胎児にしか歌えない！」1973　集団くのいち
（5）'82優生保護法改悪阻止連絡会『女のからだから合宿報告集』1986

（6）また、中絶の自由を擁護しながら、胎児診断という技術の使用の禁止を訴えることは可能である。しかし、出生前に行われる胎児診断が、イコール選別につながるという考え方にも留保が必要である。出生前診断が「自分の体で起こっていることを知りたい」という観点からなされる場合もあるし（棚沢［1987］）、出生前診断で胎児の異常を指摘されながらも、産むと決断する女性たちもいる。後者に関しては、中込［2002］「妊娠中胎児に『予想外の出来事』があった女性たちの体験」を参照。

あとがき

本書は、二〇〇一年に東京大学大学院人文社会系研究科社会学専門分野に提出した修士論文をもとに、全面的に加筆・修正したものである。

きっかけは、修士論文をもとにして書いた論文（「リベラリズムの臨界」『思想』二〇〇三年三月）を編集者の町田さんに評価していただき、声をかけていただいたことだった。短期間に書き上げた修士論文で自分が論じたかったことは何だったのか、煎じつめ書き直す作業は、当初の思惑を裏切って非常に難しく手のかかるものであり、二〇〇三年の春に依頼をいただいてから執筆に一年以上かかってしまった。

修士論文執筆の際にこのテーマに私を駆り立てたのは、リベラリズムにおける中絶論への違和感と、その違和感をどうにかして言語化したい、という衝動だった。そして、中絶に関する文献にあたっていくうちに、すでにフェミニストたちによって同じような違和感がさまざまな表現で語られていることがわかった。それらは「女性の経験」から発せられた違和感——リベラリズムの言語は女性の経験には一致しない――というものであった。修士論文では、フェミニストが語る「女性の経験」をできるだけ多く引用し、リベラリズムの言語と対置させるという作業をおこなった。ところが、論文審査の口頭試問で私に向けられたのは「法と経験が異なるのは当たり前ではないか」という質問であった。試問の席でこの質問にうまく答えられたかどうかは覚えていないが、その後もこの質問は私を悩ませた。

しかし、今ならこの質問にこう答えるだろう。当たり前ですまされる話だろうか、と。法はわれわれの規範的判断を日常的に縛っている。法で規定されている事柄についてわれわれは、法の言語を用いて自己の行為を正当化したり、他者を批判したりする。だからこそ中絶の自由を訴えてきたフェミニストは、当事者である女性の中絶に対する意味づけとまったく異なる論理で中絶を正当化する法の言語――結果的に女性が道徳的に責められる構図をつくりだす言語――を批判してきたのである。本書では、このことを堂々と論じたかった。フェミニストは決して単なる「経験の擁護」をしているのではなく、中絶の自由を語るためにリベラリズムとは異なる言語を要求しているのだ、と。修士論文提出後から2年間、推敲を重ねてきたからこそ辿りついた結論である。

そして大変な作業であったけれども、修士論文を批判的に検討し書き直すという作業に従事する機会を得ることができた自分は本当に幸せだと思う。多くの方々との出会いと支えがあったからこそできたことである。この場をお借りしてお礼と感謝の気持ちを伝えさせていただきたい。

まず、お忙しい時間を割いてご指導くださった先生方に感謝の気持ちを申しあげたい。指導教官の上野千鶴子先生からは、修士論文執筆時からときに厳しく、ときに暖かいご指導をいただいた。スランプに陥ったときにはやさしい言葉で励ましてくださった。また修士論文と本書の多くのアイデアは、先生のご指導のなかで生まれたものである。「中絶の自己決定権」を主題に据えたものの前進しない私の修士論文に、フェミニズムの立場からリベラリズムの諸概念が孕む問題を明らかにするという論文の構成を発案したのは、上野先生である。また本書を書き上げるまで何度も原稿に目を通し細かい点までご指摘いただいた。処女作である本書の作成を通して、上野流の執筆作法や戦略を伝授させてもらったことは、今後の私の研究・執筆に大きな影響を与えるものと感じている。

井上達夫先生は、修士論文に対する討論の機会を設けてくださり、また本書の内容に関しても「対話」の機会を与えてくださった。先生との対話をとおして多くの論点を整理することができた。何よりも法哲学の専門家である先生の支えは非常に心強いものであった。

江原由美子先生には、本書のもととなった論文を発表した研究会（ジェンダー・コロキアム）にコメンテーターとして参加していただき、貴重なコメントをいただいた。また、生殖技術や自己決定権に関する江原先生のご研究やご発言が、本研究における重要な思考の糧となっていることは言うまでもない。

盛山和夫先生は、ゼミや研究会をとおして本書の内容にも関わる幅広い視点を与えてくださった。先生のゼミは、政治哲学についての多くの知識とそれらの社会学的な意義を学ぶことができる、貴重な場であり続けている。

そして大学院の多くの優秀な先輩方や研究仲間にも感謝の気持ちを伝えたい。井口高志氏、瀧川裕貴氏、星加良司氏、内藤準氏には本書の内容に関して貴重なコメントをいただいた。ご批判、ご指摘のすべてに答えることはできなかったが、残された論点として今後の研究に生かしていきたい。また、修士論文執筆時から瀧川氏には大変お世話になった。瀧川氏を中心としておこなわれてきたロールズ研究会がなければ、私がリベラリズムというものについて考えることはなかった。

また修士論文執筆時に暖かいご指導をいただいた研究室の「批判のアタマ研究会」の諸先輩方、論文執筆の際にコメントをくださった金野美奈子氏、伊野真一氏、そして議論の機会をもつことのできた上野ゼミ、盛山ゼミの方々に感謝する。

そしてもっとも本書の完成を支えてくださったのは勁草書房の町田民世子さんである。当初の締切を大幅に過ぎてしまいご心配をおかけしたことをお詫びするとともに、辛抱強く執筆を支えてくださったことに心から感謝を表したい。

最後に、執筆中何度も体調を崩した私の心身を支えてくれた両親、そして研究仲間として、家族として本書の完成を支えてくれた内藤準に特別の感謝を捧げる。

二〇〇四年春

山根　純佳

索　　引

ア　行

カ　行

サ行

タ行

ナ行

ハ行

マ行

ラ行

ワ行

参考文献

Baier, Annet　1994　*Moral Prejudices Essay on Ethics,* Harvard University Press

Benhabib, Seyla, 1987 "The Generalized and the Concrete Other: The Kohlberg-Gilligan Controversy and the Feminist Theory" in S. Benhabib and D. Cornell (eds.) Feminism as Critique. University Minnesota Press, Minneapolis,Minn.

Cornell, Drucilla 1995 *The Imaginary Domain ——Abortion, Pornography & Sexual Harassment,* Routledge

———— 1998　At the Heart of Freedom, Sex & Equality Princeton University Press＝2000　仲正昌樹他訳　『自由のハートで』情況出版

Dworkin, Ronald　1977　*Taking Rights Seriously*　Harvard University Press＝1986　木下毅・小林公・野坂泰司訳『権利論』木鐸社

1993　*Life's Dominion ——An Argument about Abortion Euthanasia, and Individual Freedom,* Alfred A. Knopf ＝1998　水谷英夫・小島妙子訳　『ライフズ・ドミニオン』信山社

———— 2000　*Sovereign Virtue —— The Theory and Practice of Equality* ＝2002 小林公・大江洋・高橋秀治・高橋文彦訳『平等とは何か』木鐸社

江原由美子　1985　『女性解放という思想』勁草書房

———— 2000　『フェミニズムのパラドックス——定着による拡散』勁草書房

————編 1996 『生殖技術とジェンダー ——フェミニズムの主張３』勁草書房

Engelhardt, Hugo Tristram　1982 “Medicine and the Concept of Person” in Tom L. Beauchamp & LeRoy Walters eds. *Contemporary Issues in Bioethics*＝1988　久保田顕二訳「医学における人格の概念」加藤尚武・飯田亘之編『バイオエシックスの基礎』東海大学出版会

Engelhardt, Hugo Tristram 1986 *The Foundation of Bioethics* Oxford University Press ＝1989　加藤尚武・飯田亘之監訳『バイオエシックスの基礎付け』朝日出版社

Gilligan, Carol　1982　*In a Different Voice: Psychological Theory and Woman's Development*, Harvard University Press ＝ 1986　岩男寿美子監訳『もうひとつの声——男女道徳観のちがいと女性のアイデンティティ』川島書店

Glendon, Mary Ann　1987　*Abortion and Divorce in Western Law*, Harvard College

長谷川良夫　1996　「障害を肯定することは命を肯定すること」『インパクション』No.97

井上　達夫　1987　「人間・生命・倫理」→江原（編）[1996]

――――　1994　「生と死の法理」シンポジウム発言要旨——実体論・関係論・相補論——」法哲学年報『生と死の法理』1994 有斐閣

――――　1996　「胎児・女性・リベラリズム」江原（編）[1996]

――――　1999　『他者への自由——公共性の哲学としてのリベラリズム』創文社

井上輝子・上野千鶴子・江原由美子編1995『日本のフェミニズム 5 母性』岩波書店

石井美智子　1979　「プライヴァシー権としての堕胎決定権——アメリカ判例法による堕胎自由化」『東京都立大学法学会雑誌』第19巻 第2号

――――　1982　「優生保護法による堕胎合法化の問題点」『社会科学研究』第34巻　第4号　東京大学社会学研究所紀要

――――　1994　『人工生殖の法律学』

――――　2003　「リプロダクティブ・ヘルス／ライツ」『ジュリスト』

No. 1237　2003.1.1-15
加藤　秀一　1991 「女性の自己決定権の擁護」→江原（編）[1996]
――――　1996 「『女性の自己決定権の擁護』再論」→江原編 [1996]
――――　2001a 「構築主義と身体の臨界」上野編 [2001]
――――　2001b 「身体を所有しない奴隷――身体の自己決定権の擁護」『思想』No.922
Kaufmann, Arthur　1972　Rechtsfreier Raum und eigenverantwortliche Entsheidung――Dargestellt am Problem des Schwangerschaft-Sabbruchs, in : *Festschrift für Reinhard Maurach,* hrsg. von Friedrich-Christion Schroeder u. a., S.327ff., auch in : *Kaufmann, Strafrecht.,* (Fn. 2)., S.147 ff =山中敬一訳「法的に自由な領域と自己答責的判断――妊娠中絶の問題に即して――」上田健二監訳　『転換期の刑法哲学　第二版』成文堂　76 頁以下
川本　隆史　1995『現代倫理学の冒険――社会理論のネットワーキングへ』創文社　現代自由学芸叢書
Kissling, Frances, and Denise Shannon 1998 "Abortion Rights in the United States : Discourse and Dissention" in Lee, ed., *Abortion Law and Politics Today,* London : Macmillan 144-156
Kittay,E.F. 1999 *Love's Labor : Essays on Women, Equality, and Dependency,* Routledge
小林　公　1986 「あとがき」Ronald Dworkin 1977 *Taking Rights Seriously,* Harvard University Press＝ 1986　木下毅・小林公・野坂泰司訳『権利論』木鐸社
熊野　純彦　2000 「生死・時間・身体――生命倫理のいくつかの論点によせて――」川本隆史・高橋久一郎編 『応用倫理学の転換――二正面作戦のためのガイドライン』ナカニシヤ出版
――――　2001 「所有と非所有の〈あわい〉で――生命と身体の自己所有をめぐる断章（下）」『思想』923

Kymlicka, Will 1990, *Contemporary Political Philosophy: An Introduction,* Oxford University Press= 2002 千葉眞他訳『現代政治理論』日本経済新聞社

Locke, John 1689 *Two Treaties of Government* =1968 宮川透訳「統治論」大槻春彦編『ロック・ヒューム』(世界の名著27)中央公論社

MacKinnon, Catharine A. 1991 "Reflections on Sex Equality under Law" in *Yale Law Journal,* Vol. 100, pp 1281-1328

松原 洋子 1998 「中絶規制緩和と優生政策強化――優生保護法再考」『思想』886 (1998-4)

――――― 2002「母体保護法の歴史的背景」斉藤編［2002］

Mensch, Elizabeth and Freeman, Alan 1993 *The Politics of Virtue,* Duke University Press

Mill, John Stuart 1859 *On Liberty* =1971 塩尻公明訳 『自由論』岩波書店

溝口明代・佐伯洋子・三木草子編 1992 『資料 日本ウーマン・リブ史Ⅰ』松香堂

――――― 1994 『資料 日本ウーマン・リブ史Ⅱ』松香堂

森岡 正博 2001 『生命学に何ができるか――脳死、フェミニズム、優生思想』勁草書房

森崎 和江 1962 『第三の性』三一書房

――――― 1970 『ははのくにとの幻想婚』現代思潮社

――――― 1989 『大人の童話・死の話』弘文堂

森崎和江・上野千鶴子 1990 「見果てぬ夢――対幻想をめぐって」『ニュー・フェミニズム・レビュー』第1号 学陽書房

森村 進 1995 『財産権の理論』弘文堂

――――― 2001 『自由はどこまで可能か――リバタリアニズム入門』講談社現代新書

長尾龍一・米本昌平編 1987 『メタ・バイオエシックス』日本評論社

永田えり子 1997 『道徳派フェミニスト宣言』勁草書房

中込さと子 2002 「妊娠中胎児に『予想外の出来事』があった女性たちの体験」斉藤編［2002］

Nozick, Robert 1974 *Anarchy, State, and Utopia,* Basic Books ＝1985／2000 嶋津格訳『アナーキー・国家・ユートピア』木鐸社
沼崎 一郎 1997 「〈孕ませる性〉の自己責任――中絶・避妊から問う男の性倫理」『インパクション』No.105
野崎 綾子 2003『正義・家族・法の構造変換――リベラル・フェミニズムの再定位』勁草書房
荻野 美穂 1991 「人工妊娠中絶と女性の自己決定権――第二次世界大戦後の日本」原ひろ子・舘かおる編『母性から次世代育成力へ――産み育てる社会のために』新曜社
―――― 2001 『中絶論争とアメリカ社会――身体をめぐる戦争』岩波書店
Okin, S.M. 1989 *Justice, Gender , and the Family,* Basic Books
大橋由香子 1986「産む産まないは女が決める――優生保護法改悪運動から見えてきたもの」井上輝子・上野千鶴子・江原由美子編〔1995〕他
Petchesky, Rosalind, P. 1986 *Abortion and Woman's Choice,* Boston Northeastern University Press
Rawls, John 1971 *A Theory of Justice,* Harvard University Press
―――― 1993 *Political Liberalism,* Columbia University Press
Rothman, Barbara Katz 1989 *Recreating Motherhood: Ideology and Technology in a Patriarchal Society,* New York:: W. W. Norton & Co.
Rich, Adrienne 1976 *Of Woman Born――Motherhood as Experience and Institution,* New York : W.W. Norton & Company =1990 高橋芽香子訳『女から生まれる』晶文社
斉藤有紀子編 2002 『母体保護法とわたしたち――中絶・多胎減数・不妊手術をめぐる制度と社会』 明石書店
Sandel, Michael 1982 *Liberalism and the Limits of Justice,* Cambridge University Press ＝ 1999 菊池理夫訳『自由主義と正義の限界――増補版』三嶺書房
佐藤 孝道 2002 「産婦人科医にとっての母体保護法」斉藤編［2002]

Scanlon, Thomas　1993 "Partisan for Life" in *New York Review of Books 40,* No.13 (July, 15, 1993)
Singer, Peter　1979 *Practical Ethics,* Cambridge University Press = 1991　山本友三郎・塚崎智監訳 『実践の倫理』昭和堂
田島　正樹　1987 「倫理の内と外」長尾・米本編 [1987]
田間　泰子　2001 『母性愛という制度——子殺しと中絶のポリティクス』勁草書房
玉井真理子　1999／2001 「出生前診断・選択的中絶をめぐるダブル・スタンダードと胎児情報へのアクセス権——市民団体の主張から」『現代文明研究』第2号
田中　美津　1972／2001 『いのちの女たちへ——とり乱しウーマン・リブ論』現代書館
棚沢　直子　1987 「高年齢初産——個人的体験から」日本婦人問題懇話会会報『産む選択と生殖技術』1987　No.46
団藤　重光　1990 『刑法概要各論』第三版　創文社
立岩　真也　1997 『私的所有論』勁草書房
角田由紀子　1991 『性の法律学』有斐閣
寺崎あき子　1991 「中絶を罰する刑法二一八条をめぐって」原ひろ子・舘かおる編『母性から次世代育成力へ』新曜社
Thomson, Judith J.　1971 "A Defense of Abortion" in *Philosophy and Public Affairs 1 (1),* Princeton University Press =1988　星敏雄・古群悦子・木坂貴行・新田章訳「人工妊娠中絶の擁護」加藤尚武・飯田亘之編『バイオエシックスの基礎』東海大学出版会
Tooley, Michael　1972 "Abortion and Infanticide" in *Philosophy and Public Affairs,* Vol. 2 (1972/3), pp 37-65 =1988　森岡正博訳「嬰児は人格を持つか」加藤・飯田編〔1988〕
上野千鶴子　1995 「差異の政治学」井上俊他『岩波講座　現代社会学11　ジェンダーの社会学』岩波書店
————編 2000 『構築主義とは何か』勁草書店
West, Robin　1988 "Jurisprudence and Gender" in Bartlett Katharine and Rosanne Kennedy eds., *Feminist Legal Theory,*

Oxford Westview Press
——— 1990 "Taking Freedom Seriously" in *Harvard Law Review,* No.43
山田卓生 1987 『私事と自己決定』日本評論社
米津知子 2002 「女性と障害者——女で障害者の私が、女の運動の中から考えること」斉藤編［2002］

著者略歴

1976年　神奈川県に生まれる
2000年　早稲田大学教育学部卒業
2005年　東京大学大学院人文社会系研究科博士課程単位取得退学
現　在　実践女子大学人間社会学部教授
主　著　『なぜ女性はケア労働をするのか』（勁草書房，2010年）
「ケアワークにおけるジェンダーの再編」『社会学評論』
2022年 2 月　72(4)　433-448.
「新自由主義とケア労働」『大原社会問題研究所雑誌』
2023年 1 月　711，29-43.

産む産まないは女の権利か　フェミニズムとリベラリズム

2004 年 8 月 25 日　第 1 版第 1 刷発行
2023 年 1 月 30 日　第 1 版第 3 刷発行

著　者　山《やま》　根《ね》　純《すみ》　佳《か》

発行者　井　村　寿　人

発行所　株式会社　勁《けい》　草《そう》　書　房

112-0005 東京都文京区水道2-1-1　振替　00150-2-175253
（編集）電話 03-3815-5277／FAX 03-3814-6968
（営業）電話 03-3814-6861／FAX 03-3814-6854
本文組版 プログレス・理想社・松岳社

ISBN978-4-326-65297-6　Printed in Japan

瀬地山　角　お笑いジェンダー論　四六判　一九八〇円

江原由美子　ジェンダー秩序　新装版　四六判　三八五〇円

吉澤　夏子　†女であることの希望　四六判　三四一〇円

立岩　真也　私的所有論　A5判　六六〇〇円

田間　泰子　母性愛という制度　四六判　三一九〇円

森岡　正博　生命学に何ができるか　四六判　四一八〇円

江原由美子編　フェミニズムの主張　四六判　二九七〇円

江原由美子編　性の商品化　フェミニズムの主張2　四六判　三五二〇円

江原由美子編　生殖技術とジェンダー　フェミニズムの主張3　四六判　三九六〇円

江原由美子編　性・暴力・ネーション　フェミニズムの主張4　四六判　三五七〇円

江原由美子編　フェミニズムとリベラリズム　フェミニズムの主張5　四六判　二九七〇円

上野千鶴子編　構築主義とは何か　四六判　二七四〇円

＊表示価格は二〇二三年一月現在。消費税は含まれております。
†はオンデマンド版です。